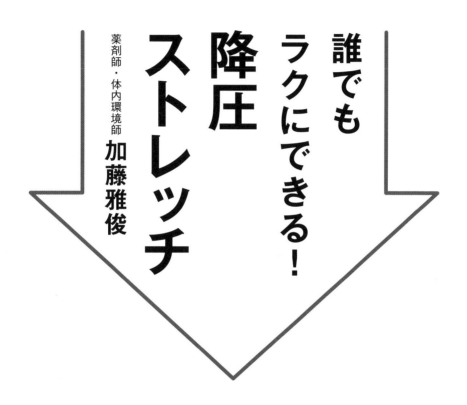

誰でも
ラクにできる！
降圧
ストレッチ

薬剤師・体内環境師
加藤雅俊

［1日5分］体・血管のガチガチ解消！

アチーブメント出版

はじめに

本書を手にとっていただいた皆さま、心より御礼申し上げます。

この本は、長年高血圧に悩み苦しみ、もはや降圧剤を飲むのが日常の一部となってしまったあなたに向けて、薬に頼らずとも血圧を落ち着ける方法をお伝えするために、書いたものです。

「薬に頼らず」と書いてはいますが、薬を真っ向から否定するつもりはありません。私は薬剤師であり、人よりもその素晴らしさや大切さを熟知している立場にあります。とはいえ、薬の服用を積極的におすすめするつもりもありません。なぜなら、薬自体に病気を治す力はないからです。

体を治しているのは、薬ではなくあなた自身の体です。皆さんの体に本来備わっている「健康な状態に戻す力」が働いて、初めて病気は治ります。薬はあくまで、そのサポート役なのです。

私は前著『薬に頼らず血圧を下げる方法』でも、このことをお伝えしました。そして、**薬との付き合い方を見つめ直し、血圧というものを正しく理解し、間違った認識を改めた上で、自己治癒力を高めていく方法を実践したことで、多くの方が見事に血圧を下げることができたのです。**

ところが、その後もセミナーやサロンへ来ていただいた読者の方たちとお会いすると、驚くことに降圧剤含めて10種類以上の薬を服用している人や、体をほとんど動かしていないために、体が硬すぎて前著でご紹介したストレッチがまともにできない人が非常に多かったのです。

そこで改めて、

- **今飲んでいる薬が本当に必要なのか、今一度見つめ直してもらうため**
- **ガチガチに体が硬くても、いくつになってもできるようにアレンジした降圧ストレッチをお伝えするため**

本書を記すことといたしました。

はっきり言います。

血圧の基準値を超えたら、絶対に降圧剤が必要、ということはありません。

その理由はこうです。

・血圧は年齢とともに自然に上がっていく
・高血圧の基準値は年々下げられている
・降圧剤で、病気は予防できない
・薬を飲み続けることで起こる副作用が怖い

私が推奨する**高血圧のボーダーラインは「年齢＋90」**です。

21ページからその根拠を詳しくお伝えしますが、これを超えた場合、なんらかの体の異変を示していると受け止めることが必要です。早急に医療機関を受診しましょう。

「さしあたって気になる症状はないけれど『年齢＋90』は超えている」

「基準値を超えても問題ないと言われても、やはり気になる」

そのようなときに効果を発揮するのが、「降圧ストレッチ」です。

血圧が上がる大きな要因は、筋肉の萎縮です。血液を全身に送り出す心臓も、血液を運搬する血管も、心臓に血液を流し込む役割をになっている肺も、すべて筋肉です。ストレッチとは、うまく働けなくなってしまった筋肉に適度な刺激を与えて、柔軟性とスムーズな動きを取り戻させるのに最適なエクササイズなのです。

本書を通じて提案するストレッチプログラムの最大の特徴は、医療目線で考えられているところにあります。血圧に関係する筋肉に的を絞ったストレッチばかりですので、降圧効果が見込めるのです。

では次ページから、実際に薬に頼らず血圧を下げたご夫婦の実例を、エピソードを交えてご紹介したいと思います。

【降圧ストレッチの効果実例①　馬場さんご夫妻の場合】

「ストレッチを始めたら、血圧が安定してきました」（ご主人69歳）
「お医者さんも友だちも薬は一生と言っていたけれど……」（奥様69歳）

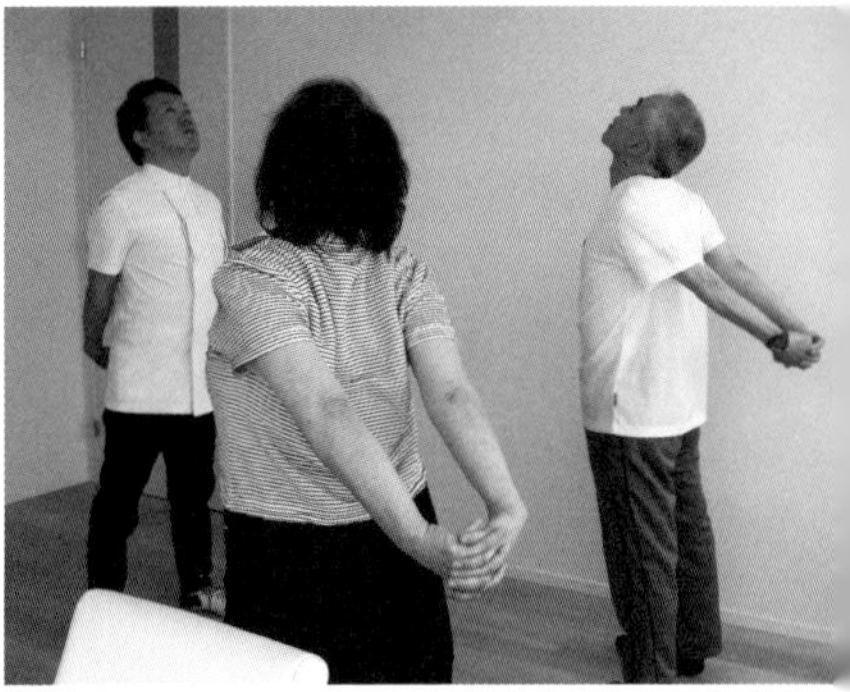

馬場さんご夫妻が私の血圧相談室にいらっしゃったのは、2017年5月。きっかけは、奥様の高血圧でした。ご友人宅に訪問中、血圧が話題となりその場で測定すると、210mmHg（以下、単位省略）という非常に高い数値が出てしまったそうです。まわりから急かされ、ご主人に付き添いをお願いしてかかりつけの病院へ。もう一度、測定すると180に。多少下がっていたものの、基準値はオーバーしているため、降圧剤を処方されました。

「薬をもらってしばらく飲んでいましたが、いつまで続くの？って。お医者さんはずっ

と飲んでくださいと言うし、友だちも1回飲んだら一生と言うし……」（奥様）

「いろいろと本を読んでいて、薬に頼りすぎるのもどうなのかなという思いがありました。先生の本を知り、出版記念セミナーに参加しました。先生が薬剤師であるということ、東洋医学もあわせた降圧法を紹介しているところがいいな、と興味を持ち個別相談をお願いしました」（ご主人）

開始から3カ月、降圧剤を卒業

ご主人は、心筋梗塞を患った病歴から心臓の薬のほかに再発予防のための降圧剤とコレステロールの薬を服用していました。数値を見ると、血圧もコレステロールも高くはありません。その2つは、現状では不要と考えました。

とはいえ、突然やめてしまうのは誰でも不安を覚えるもの。ご夫妻には、まず薬の服用を続けながらの降圧ストレッチの実践を提案し、朝と夜2回の測定を始めていただきました。

奥様のほうの記録を見ると、190あった血圧が、降圧剤で150に抑えられていました。それが薬とストレッチの併用で140に変化しています。

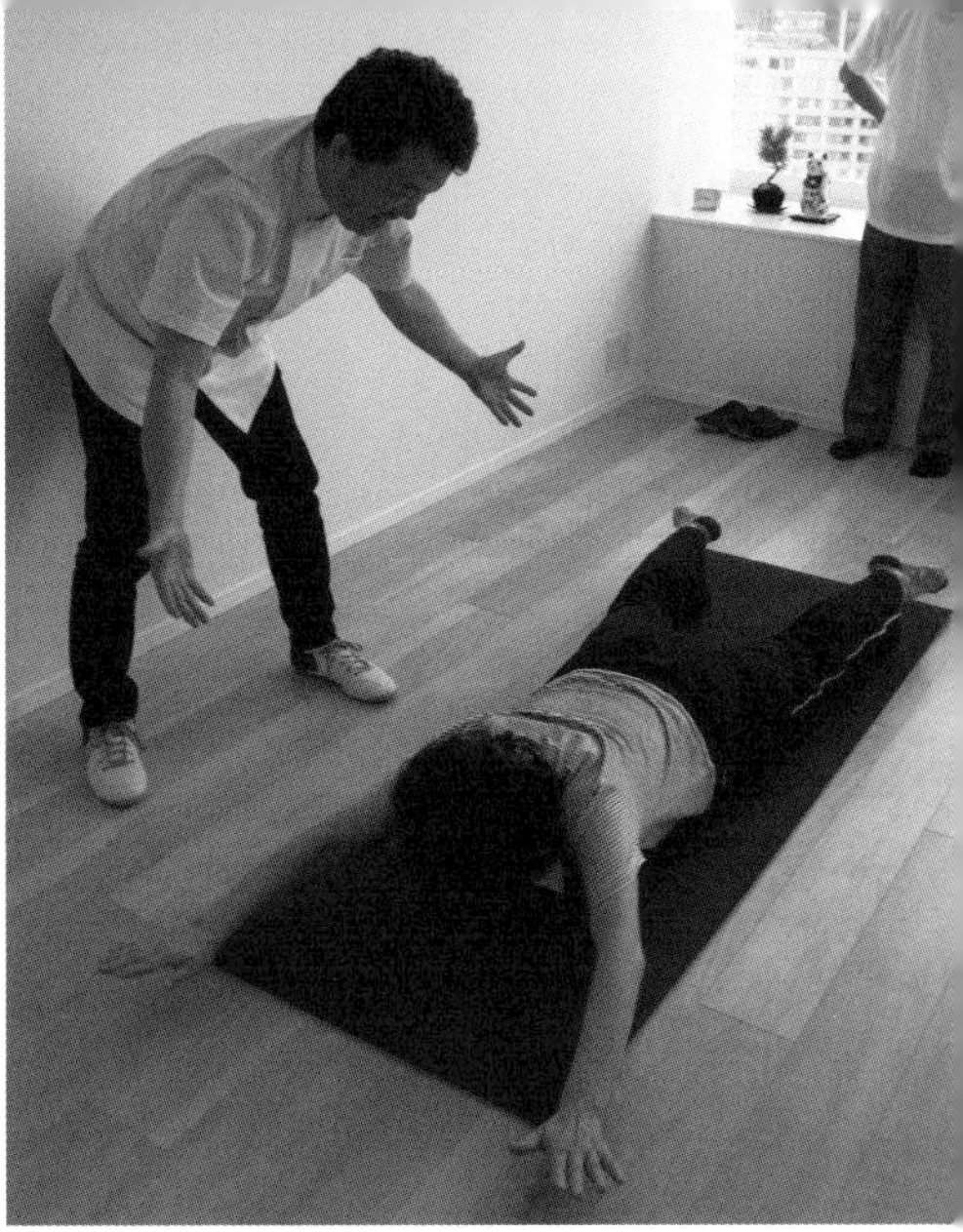

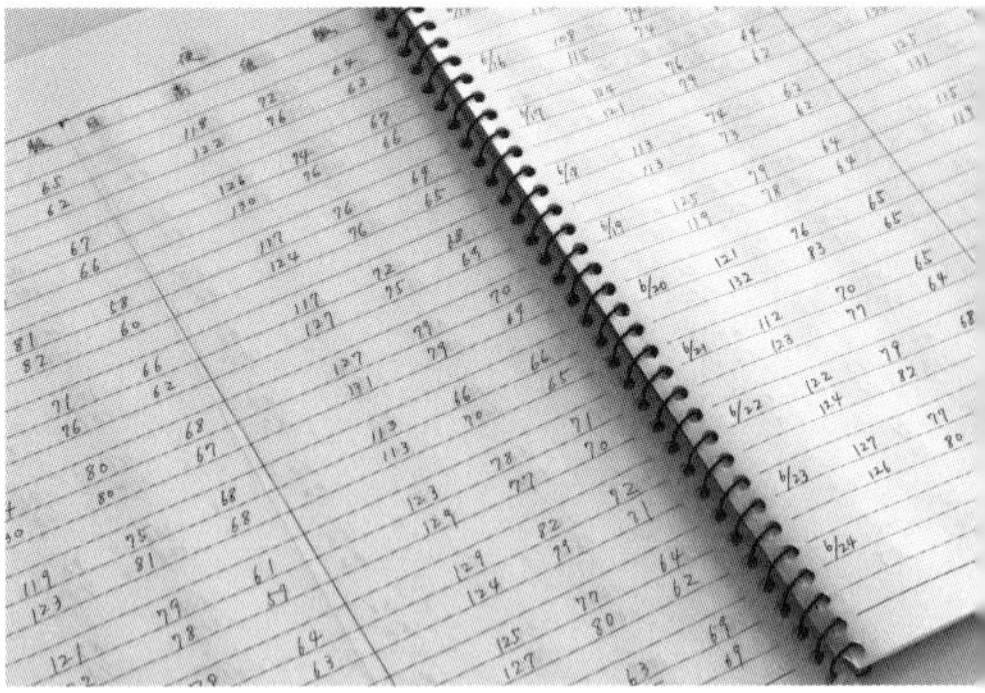

初めて私の相談室へいらっしゃったとき、奥様の体（特に背中）はガチガチでした。聞けば運動はあまりせず、歩くことすら避けがちとのこと。脚には運動不足の証とも言える静脈瘤がチラホラ見えるほどでした。

それが1週間、1カ月と続けるごとに少しずつではありますが、血圧の低下とともにやわらかさを取り戻し、動けるようになっていったのです。

降圧ストレッチの効果を実感していただいた上で、2週目に様子を見ながら服用をストップ（ご主人の心臓の薬と降圧剤は継続）。それでも変わらず140で安定。その後も薬なし＋ストレッチで様子を見ましたが、130～140に落ち着いています。

「はじめは手が上に全く伸びなくて。だからタオルを使って、少しずつ。今も体は硬いですけど、当時よりは……」と笑顔を見せる奥様。

カウンセリングの度に、若々しく健康的に

一方のご主人は、当初「ストレッチで血圧が安定しているのはわかったけれど、動くことが少し怖い」と不安を抱いておられました。

そこで降圧ストレッチは激しい運動ではないということ、そして心臓になんらかの変化があるときには必ず予兆があることをお伝えし、丁寧にモニタリングしながらできる範囲のことから始めてもらうよう、指導した経緯があります。血圧に関しては、もともと高いわけではありませんでしたから、120前後をキープ。5ヶ月目に入って、降圧剤も卒業されました。

お二人とも記録を続けていると時折、高い数値を出すことはありますが、それは血圧の特性上、仕方がないことです。

血圧が上がる大きな要因としてお伝えした筋萎縮もそうですが、根本にあるのは運動不足という生活習慣。**高血圧とは生活習慣の乱れが招く症状**だと言えるのです。

生活習慣の改善を図るには、運動だけでなく食事も見直す必要があります。塩分は減らすよりも質を気をかけること、動物性タンパク質を積極的にとることの大切さなどをお伝えし、できるところから実践をしていただきました。

開始から3カ月（取材時）、最初にセミナーでお会いしたときと比べると、ずいぶんと元気なご様子に変わられました。

ご夫妻は、引き続きモニタリングを続けています。降圧剤は服用していませんが、血圧はお二人とも自然な状態を保ち、毎日を健やかにお過ごしです。

200近くあった血圧が、薬なし＋ストレッチで130～140に

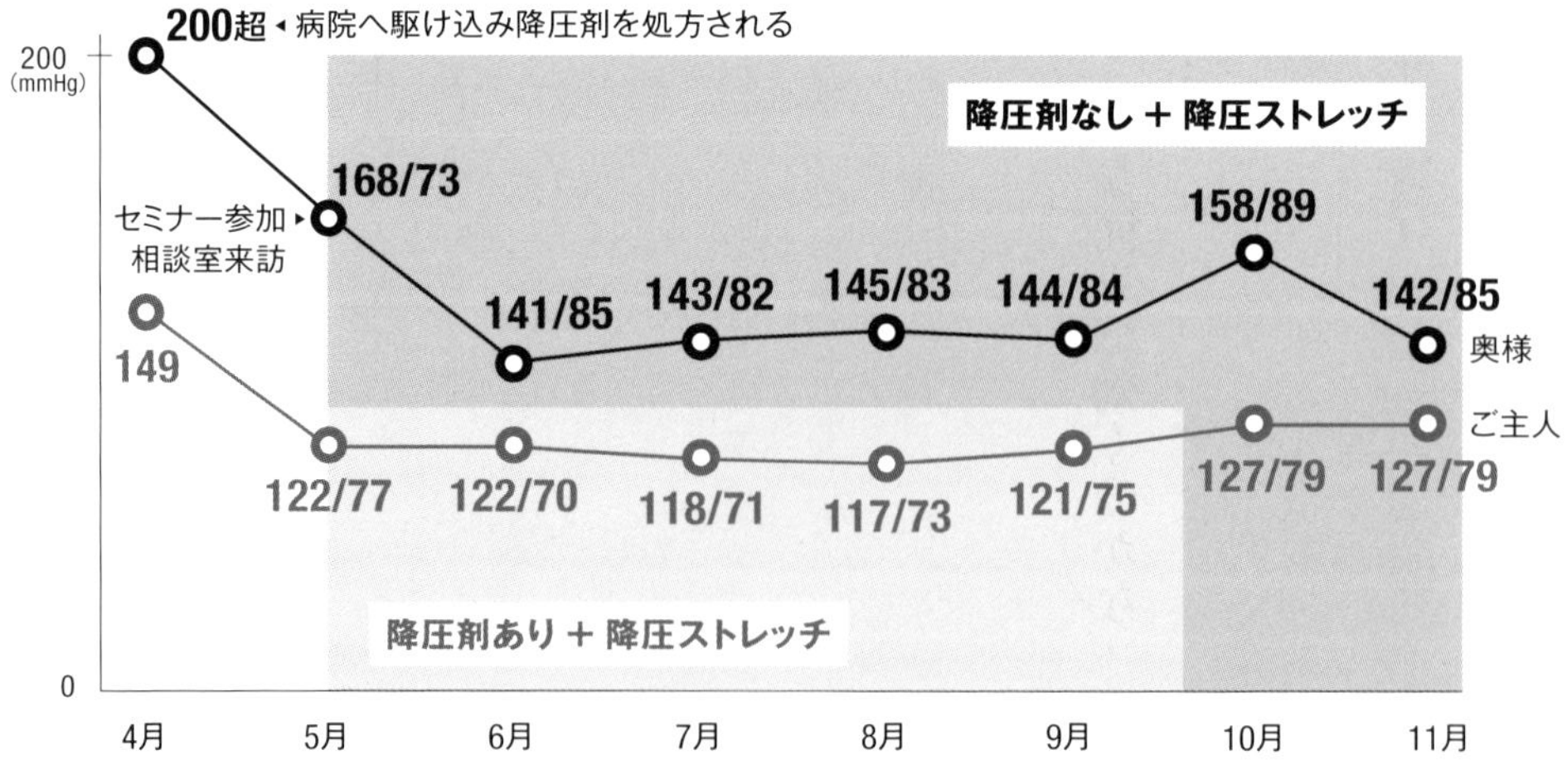

※奥様は1日のうちでも血圧がかなり上下するものの（グラフにしている数値は、朝に測定したもの）上がっても140台で現在も安定中。なお、ご主人は過去に心筋梗塞を患っており、医師から「心臓のために」という理由で飲んでいた降圧剤でしたが、10月には様子をみながらの卒業ができました。

降圧剤の服用にゴールを定めるのは、自分

馬場さんご夫妻の血圧の変化をご覧になって、いかがでしたでしょうか。

さらに、降圧ストレッチの効果を示す例として、前著『薬に頼らず血圧を下げる方法』でもご登場いただいた2人の女性のご感想をご紹介します。

「降圧ストレッチスタート1週間後から徐々に下がり始め、最高血圧164あったのが、**2カ月後の今では110まで下がりました！**」【H・Sさん・女性・55歳】

「最高血圧153で、薬とのお付き合いを覚悟……でも、**降圧ストレッチを始めて10日後には117**に！　でも、降圧ストレッチは『こんな簡単で効くのかな？』と疑うほどラクにできました」【S・Tさん・女性・64歳】

このように、皆さん、薬に頼らないで血圧を下げることに成功しました。

繰り返しになりますが「薬は飲むな」「薬は不要」と言いたいわけではありません。必要なときは、飲むべきです。ただ、実際のところは不必要なのに「60歳を過ぎたら誰もが飲むもの」「140を過ぎた時点で危険」「飲み続けなければ重い病気になる」などという**先入観だけで服用を習慣化している人が、あまりに多過ぎる**ということが気がかりでなりません。

薬は対症療法であり、症状を緩和するためのものです。病気を治すことはできませんし、予防できるわけでもありません。副作用だってあります。

お医者さまの言うことだから。処方されてもったいないから。お友だちも飲んでいるから。高血圧の家系だから。飲まないほうが不安だから。もう長年の習慣だから。

飲み続ける理由として、それらは本当にふさわしいのでしょうか。

自分に降圧剤が必要かどうか、まずは疑問を抱いてください。

降圧剤の常用は、例えて言うなら走るつもりなんてなかったのに、知らず知らずのうちに参加してしまったゴールの見えないマラソンのようなもの。**薬を卒業するとい**

うゴールがないのに、まだ走り続けますか？　ゴールを設定できるのは、あなた以外に誰もいないのです。

さあ、ここからは薬剤師として、そして予防医療を研究・実践してきた立場から言える「高血圧治療の真実」を、お伝えしていきたいと思います。

医師から「放っておくと、脳や心臓に影響を及ぼしかねない」と言われた人も、勇気を持って「様子を見させてください」と断ってセルフメンテナンスできるようにしたい。それが、私の揺るぎない信念です。

もちろん、重篤な病気につながるかもしれない「見逃してはいけない高血圧」についてもきちんと解説をしていきます。

何が正しくて、何が間違っているのか。

何を疑い、何を信じるべきなのか。

まずは血圧の仕組みから、順を追って認識を整理していきましょう。

目次

第3章
薬に頼らない降圧習慣

第1章

血圧が上がるのはどうして？

高血圧とは、
そもそも何を意味しているのでしょうか。
降圧剤との付き合い方は？
本当に気をつけるべき高血圧とは？
血圧について知っておくべき正しい知識を、
簡潔にお伝えしていきます。

高血圧は、患者数ナンバー1の国民病

厚生労働省が3年ごとに実施している「患者調査」によると、**高血圧性疾患の総患者数は、2014年時点で1010万8000人でした。**総患者数というのは、継続的に治療を受けていると推測される患者数のことを指しています。

第2位は歯肉炎および歯周疾患で331万5000人。その差は679万3000人。高血圧がぶっちぎりの1位です。さらに驚くべきことは、2011年に実施された前回の調査より約105万人増加しているということ。

医療を受けている患者数

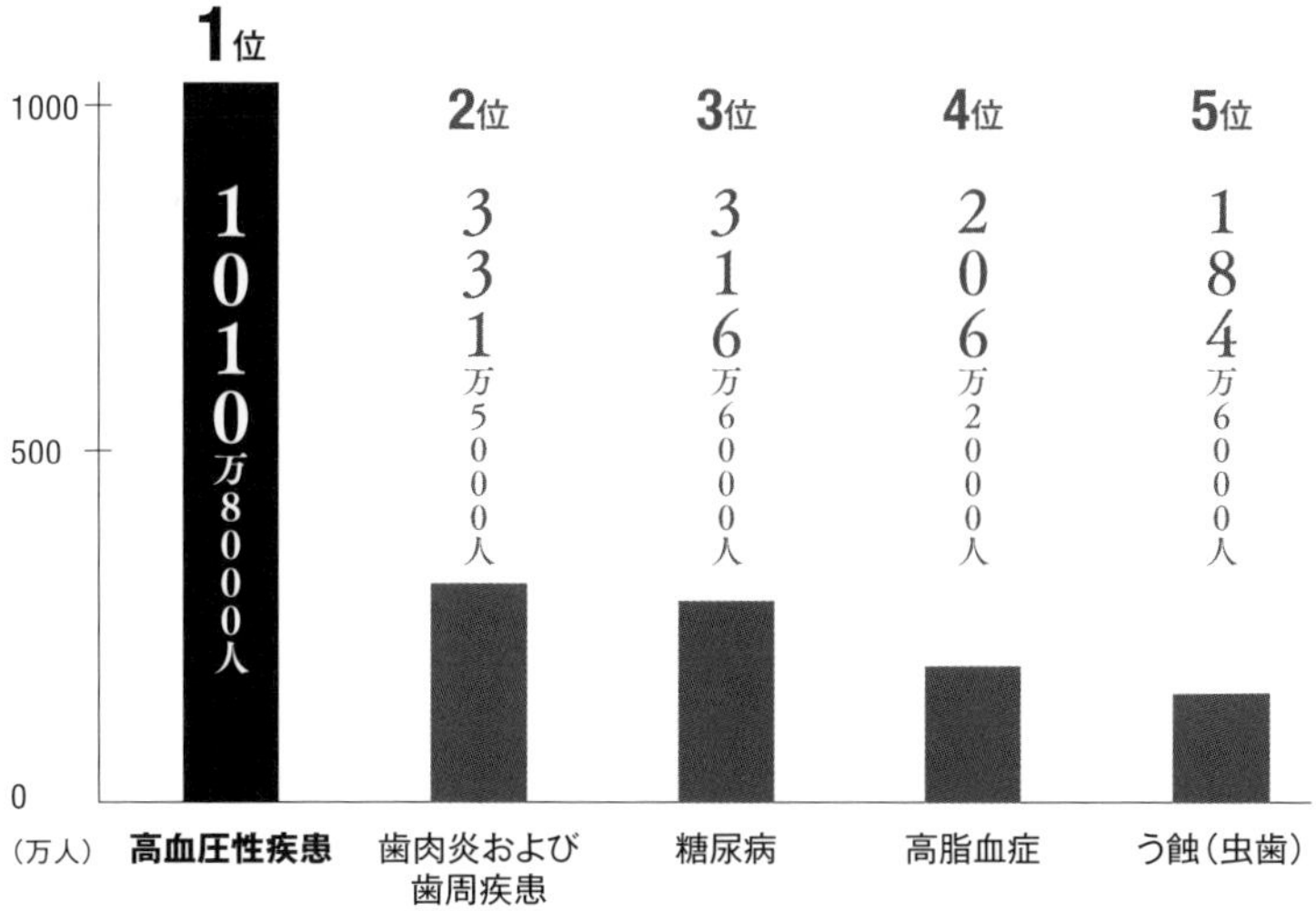

厚生労働省が平成26年10月21日～23日の3日間のうち、1日を医療施設ごとに指定。無作為抽出した医療施設の患者を対象に調査。継続的に医療を受けている患者の数を推計した。その結果、高血圧症の総患者数は1010万8000人、第1位だった。（厚生労働省平成26年患者調査）

※平成26年の総患者数（厚生労働省調査）をもとに作成

この流れから予測するに、２０１７年秋に行われた調査でも、さらなる増加があると見られます。つまり**高血圧とは、現在進行形で増え続けている国民病**と言えるのです。

多くの人が40代、50代を迎えたあたりから血圧を気にし始めます。健康診断で引っかかったり、体の不調を自覚したり。きっかけはそれぞれですが、そこから医師にかかると「心筋梗塞」や「脳卒中」といった死にも至る重大な病名を掲げられます。不安を抱き、備えあれば憂いなし的に処方された降圧剤を言われるがままに飲み始める。そして、気がついたときには薬との伴走生活が10年、20年と経っているという人は少なくありません。

国民病ゆえ、**歳をとれば誰もが降圧剤を飲んで過ごすもの——。私たちのなかには、そのような思い込みがあるのかも**しれません。

しかし、よく考えてみてください。本当に、そうなのでしょうか？

50歳を超えたら血圧が急に上がる……なんて時限爆弾のようなものが、子孫繁栄が根本であるはずの遺伝子に組み込まれているというのでしょうか？　私には、そうとは思えません。

知っていますか？　血圧のしくみ

ところで「高血圧」って、いったい何なのでしょう。国に定められた基準値を超えたら、高血圧？　放っておいたら突然死にもつながる病気？　降圧剤を飲んで、数値を基準値内に下げておけば問題ない？

毎日欠かさず降圧剤を飲んでいる人であっても、この問いかけに正確に答えられる人はいないのです。

私たちの心臓は、この世に生を受けた瞬間から一瞬たりとも休むことなく働き続けています。課せられた使命は、**力強いポンプ作用によって全身に血液を送り出す**こと。

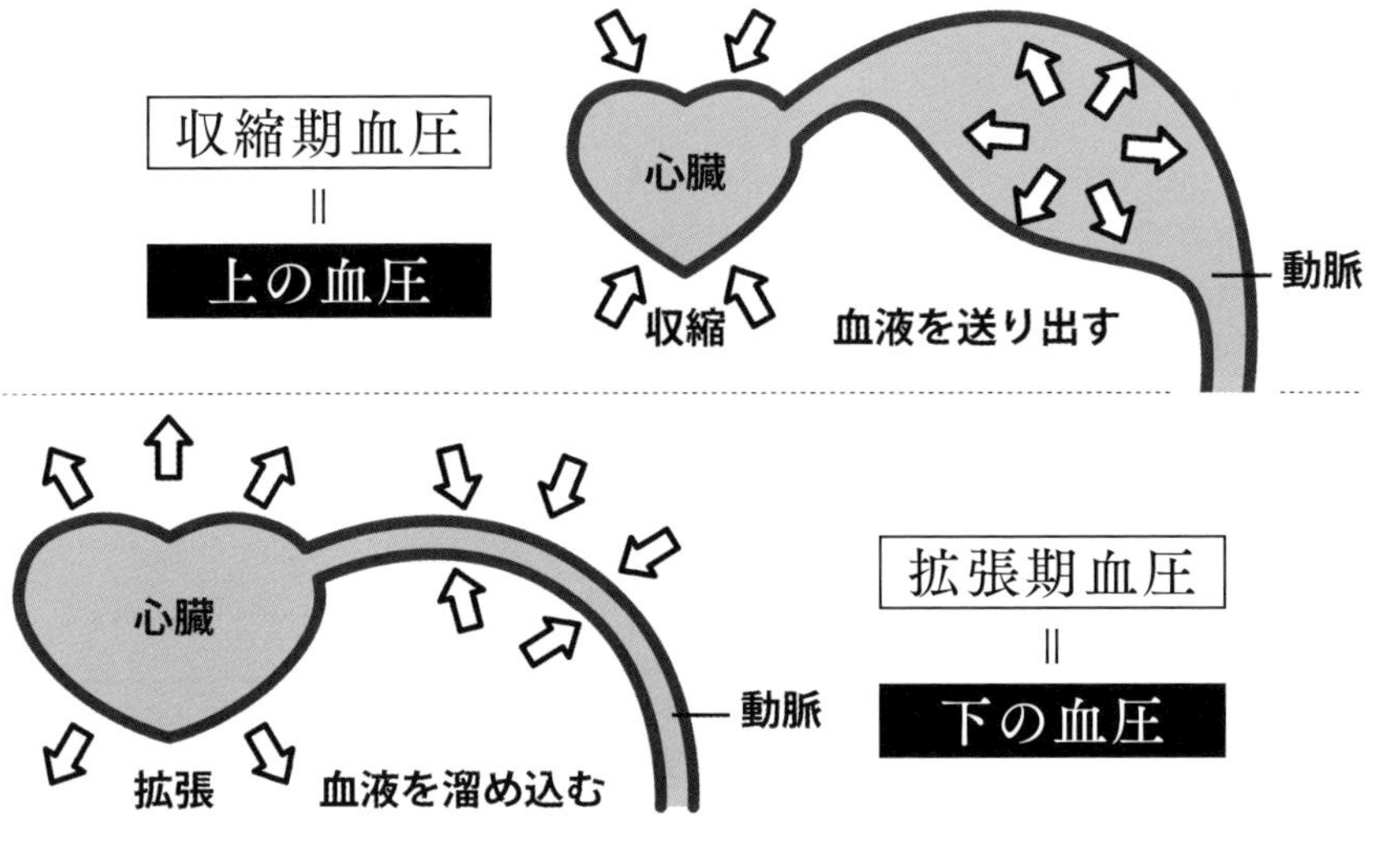

その際、**血管内に生じる圧力が「血圧」**です。血液が重力に逆らって、脳をはじめとする全身の臓器から、手足先にまで行き渡るのは、この血圧のなせる技というわけです。

血液を送り出すとき、心臓は収縮と拡張を繰り返します。

▼心臓が収縮して血液を送り出したとき動脈に加わる圧力が、収縮期血圧（最大血圧）＝数字の高いほうの血圧

▼心臓が拡張して血液を溜め込むときに動脈に加わる圧力が、拡張期血圧（最低血圧）＝数字の低いほうの血圧

どちらの数値も常に一定というわけではありません。1日のなかでも激しく変動しています。

血圧は、朝目覚めてから体を活動させるために上がり、夜に体の活動が少なくなる就寝時に向かうとともに下がって、睡眠中に最も低くなります。

日本高血圧学会の数値

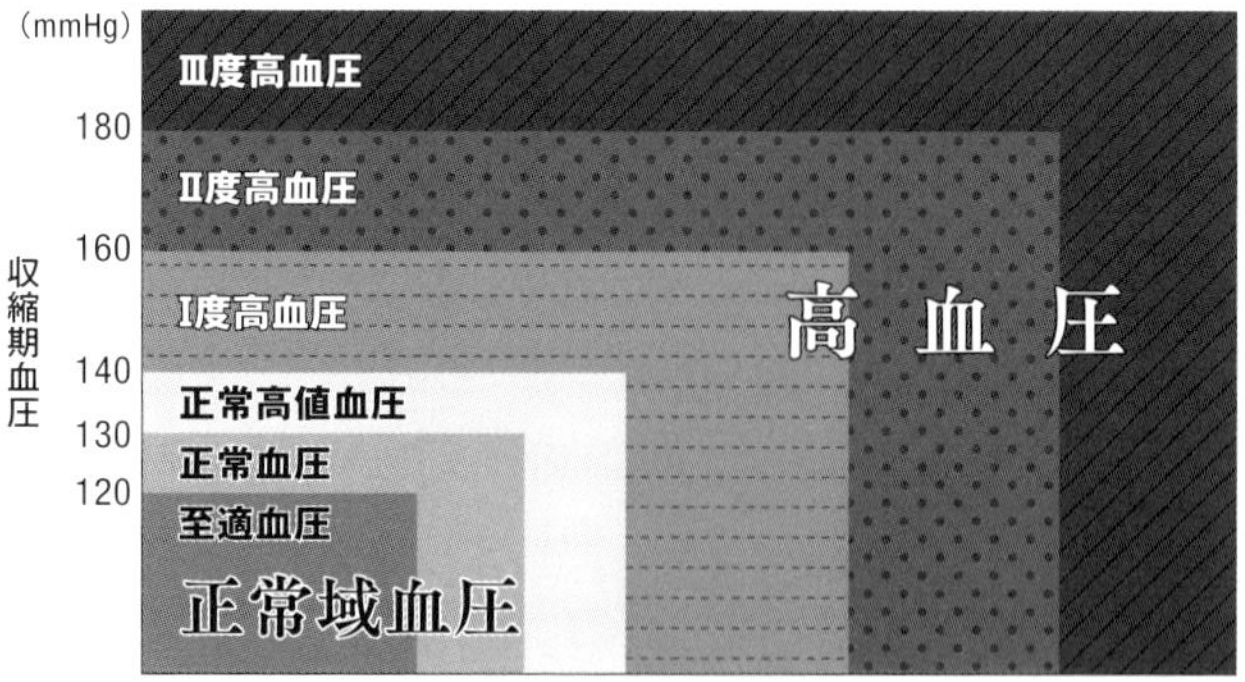

※日本高血圧学会「高血圧治療ガイドライン2014」をもとに作成

激しい運動をすれば、筋肉や脳にたくさんの酸素を届けるために心臓はポンプ機能を高めて血圧を上げます。そうすることでたくさんの新鮮な血液を細胞のすみずみまで送り込むことができるからです。

運動をしなくても、緊張や不安といった精神的なストレスを感じるだけで心臓はドキドキと高鳴ります。この場合、脳は体が危機的状況になったとき、すぐに対応できるように、全身に酸素と栄養分を補給しなければ、と頑張って血圧を上げるのです。

加えて、超高層ビルやタワーマンションの高層階に上がったときにも、気圧の影響を受けて血圧が上昇することが、近年わかってきています。

疑問だらけの高血圧基準値

現在の医療現場では「日本高血圧学会」が出している「高血圧治療ガイドライン2014」の数値を目安とし、高血圧治療に取り組んでいます。しかし歴史をさかのぼってみると、**血圧の基準値が年々下げられてきた**という事実が見えてきます。

1960年代後半に、医学部で使われていた『内科診断学』では、日本人の年齢別平均血圧の算出方法を**「最高血圧＝年齢＋90」**としていました。つまり、50歳であれば140まで、60歳であれば150まで、70歳であれば160まで正常とされていたのです。

国内に限ったことではありません。世界保健機関（WHO）においても、1978年には160／95以上を高血圧とし、収縮期血圧140〜159を境界域高血圧としていました。

ところが1999年、WHOと国際高血圧学会（ISH）は、その数値を140／90以上に下げました。これに倣うかたちで2000年に日本高血圧学会が140／90以上を高血圧、降圧の目標数値は130／85未満との新定義を発表しました。これにより、同年の高血圧患者は718万6000人に急増。

それでもまだ、60代は140以下、70代は160以下、80代は170以下と年齢別の降圧目標が定められていたのです。が、2003年には60歳以上の高齢者にもすべて「140／90以上」の高血圧基準値が適用されることに。

さらに2008年から始まった、メタボ検診（特定健康診査・特定保健指導）では、130／85以上で特定保健指導対象になる新定義が採択され、同年の高血圧患者は

796万7000人に達しました。

その後も**「高血圧の基準値」は、世界中で行われてきたさまざまな研究結果を踏まえて、下げたり見直したりを繰り返しています。それでも第1章の冒頭で紹介した通り、2014年時点の高血圧患者は、1010万8000人と増える一方**なのです。

その薬、本当に必要ですか？

140を超えると高血圧、と定義するようになった背景に大きく影響しているのが、アメリカで行われたフラミンガム研究でしょう。1948年、ボストン郊外の街・フラミンガムに住む30〜60代の健康な男女5209人を対象に「血圧の高さと余命との関係」を科学的に調査し始めました。

結果、血圧が140／90以上になるほど虚血性心疾患発症率が高くなることが判明。

そして2002年には、医学雑誌『ランセット』にて、血圧と心臓や脳の病気との関係をさらに広く深く調査した結果、血圧が高くなるほど冠動脈疾患と脳卒中による死亡リスクが増すと発表されました。これは日本国内の疫学調査でも、同様の結果が出ています（下のグラフ）。

確かに、この図にある数字だけを見ると、血圧の低い人のほうが健康度が高く、平均寿命も長いということが推測できます。しかし、あくまで「血圧が高いと病気にかかりやすい」という事実を示しているに過ぎません。

つまり、何が言いたいのかというと、**薬を飲んで血圧を下げたところで「もともと血圧が低い人」と同じように病気にかかりにくくなったことを証明している研究ではないということ。**

降圧剤とは、高くなりすぎた血圧を一時的に引き下げるための薬であり、高血圧を治す薬ではありません。事実、**薬を飲んで血圧の上昇を抑えたところで、病気を予防できたり長生きにつながったりするといった医学的根拠はありません。**

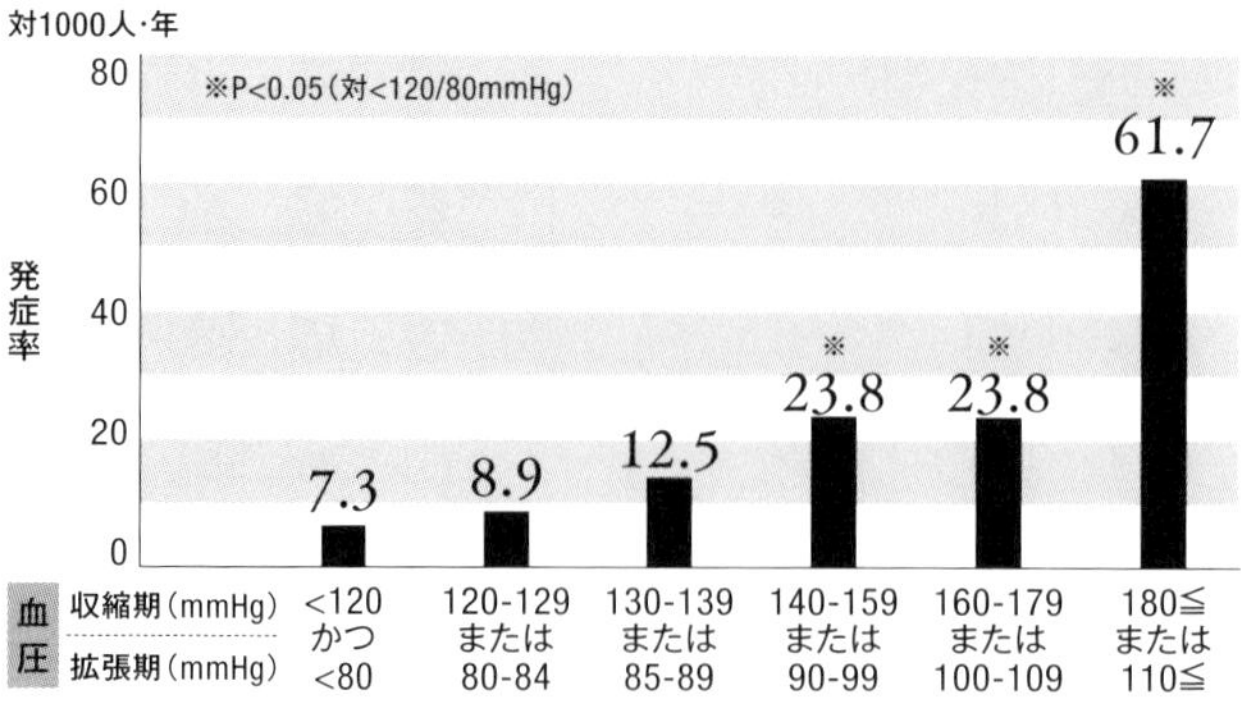

血圧が高くなるほど脳卒中発症率も上昇

福岡県久山町で60歳以上の男女580人を32年間追跡。血圧が高い人ほど、脳卒中発症率が高くなった。

（データ:Arch Intern Med.;10; 163,361-6,2003）

血圧は本来、体をその時々に合わせた最適な状態に保つために、常に調整されています。ですから、体の仕組みとして、年齢とともに上がっていくのが自然なのです。

ゆえにもともと、わが国の医師が血圧の考え方のベースとしていた**「年齢＋90」の範囲内に入っているのであれば、特に気にする必要はない**と、私は考えています。

ただ、その目安を超えてしまう人だっているでしょう。しかし年齢とともにジワジワと上がってきたような血圧は慢性タイプなので、危険な血圧上昇ではありません。

加齢に伴い筋力が低下し、それによって動くのが億劫に感じて運動不足に陥ると、それだけで血圧は上がります。この場合、動かない生活習慣を改善しない限り根治は無理です。

血圧の上昇には、必ず何かしらの理由があります。その理由も知らずに闇雲に薬を飲んで血圧を下げればいいという考えは違うのではないか、という大切なことに気づいていただきたいのです。

高血圧は、心臓や脳、血管になんらかの疾患の危険性があることを教えてくれる体からのメッセージです。もちろん重篤な疾患につながるような高血圧の場合は、降圧剤の服用は大切な治療法となります。しかし、基準値を少しオーバーしたからといって即座に飲むべきかという点には疑問が残ります。

しかも、皆さんのなかにある「いずれお世話になる薬」という意識も相まって、一度飲み始めたら一生飲み続ける方がほとんど。ですが、**長期にわたって薬を飲み続けることで、副作用による新たな悪い症状が出ることがある**と、どれほどの方がご存じでしょうか。

【降圧剤の種類と働き、そして副作用】

高血圧に対して現在、一般的に処方されている降圧剤のなかから主なものをピックアップし、説明をしていきます。

▼主に処方されているもの（第一選択薬）

・カルシウム拮抗薬

【働き】血管を収縮させるカルシウムイオンの働きを抑え、血管の平滑筋を緩めて血管を拡張させることで、血圧を下げる。

【副作用】動悸、頭痛、ほてり感、浮腫、便秘など。

・ARB

【働き】血圧を上げる作用のある「アンジオテンシンⅡ」の働きを抑え、心臓や血管の収縮、体液の貯留、交感神経活性を抑えて血圧を下げる。心臓、腎臓、脳の臓器合併症や糖尿病のある人には第一選択となる。

【副作用】副作用は低頻度だが、妊婦や授乳婦には禁忌。重症腎障害など腎機能に問題がある場合には、慎重な投与が必要。

・ACE阻害薬

【働き】血圧を上げる「アンジオテンシンⅡ」を生成させないことで降圧効果を発揮。心筋梗塞の二次予防の第一選択となる。

【副作用】空咳。まれではあるが、血管神経性浮腫を引き起こすことがある。

・利尿薬

【働き】食塩感受性（血圧が塩分に敏感に反応する性質）が高いことによる高血圧に用いる。体内に塩分が溜まると血圧が上昇するため、尿を出すことによって水分と一緒に塩分を排出させて血圧を下げる。心不全を予防。

【副作用】低ナトリウム血症、低カリウム血症、低マグネシウム血症などの電解質異常、耐糖能低下、高尿酸血症、高中性脂肪血症など代謝への悪影響。頻度は少ないが、光線過敏症、血小板減少症。

▼そのほかの降圧剤

・β遮断薬（αβ遮断薬も含む）

【働き】心臓の収縮力を抑えて心拍出量を低下させ、レニン酵素（血圧を調整する機能に関係する酵素）の活性を抑える。交感神経抑制作用により血圧を下げる。

【副作用】気管支ぜんそくなどで禁忌、慢性閉塞性肺疾患で慎重投与。突然中止すると狭心症、あるいは高血圧発作が生じることも。

・α遮断薬

【働き】交感神経末端の平滑筋の受容体を遮断し、血管の収縮を抑えることによって血圧を下げる。

【副作用】初回投与時に起立性低血圧によるめまい、動悸、失神があるため、少量から開始する。

・直接的レニン阻害薬（DRI）

【働き】血圧の上昇に関わるレニン酵素の活性を阻害して血圧を下げる。長時間にわたり、降圧効果を発揮する。

【副作用】血管浮腫、アナフィラキシー、高カリウム血症、腎機能障害。

※合剤（ARBとカルシウム拮抗薬を合わせたもの、またはARBと利尿薬を一錠にした組み合わせ）

降圧剤のなかには、**心臓の働きを弱めて血圧を下げる薬**があります。これを服用していると、**血液が滞留したときでさえも心臓を強く動かすことができない**ため、かえって血栓ができやすくなるのではないかと、私は懸念しています。

ほかに、**血管を拡張させて血圧を下げる薬**もあります。これを服用していると、体が**血栓を察知しても血圧を強めて血栓を流すことができません。**私はここでも、脳梗塞を引き起こす危険性を考えざるを得ません。

また、高血圧に対して薬を服用することによる一番の弊害（副作用）は、血圧を下げることで血流が弱まるため、全身に血液が行き渡りにくくなることです。

特に、重力に逆らいながら血液を届けなければならない脳や目に、ダメージが起こりやすくなっています。めまい、ふらつき、ボーッとするのもそうですし、白内障や緑内障を患うのにも、降圧剤の影響があると考えられます。

私のセミナーや個別血圧相談室に足を運んでくださる方々から、一番多く聞く実感も**「薬を飲むと頭がボーッとする」「気力がわかない」**というもの。それらは、**降圧剤で血流を弱めているため、脳に届く酸素量が不足している証拠**と言えます。

酸素を運ぶのは、血液です。脳に血液が十分に行き渡っていない**虚血の状態が何年も積み重なると、認知症の発症にもつながる危険性がある**のでは、と危惧しています。

繰り返しになりますが、血圧の上昇には必ず何かしらの理由があります。基準値をオーバーしたからといって、薬を飲んで下げ続けていればもう安心、というわけではありません。

ここで大切なことは2つ。**自分に降圧剤が本当に必要なのかどうか疑問を抱く**こと。そして、**見極めるために行動する**ことです。

薬の前に、できること

急激に数値が上がってしまった、息苦しさや動悸など気になる症状があるといった場合は、まずは医療機関へ。降圧剤を服用し状態を一時的に落ち着かせた上で、血圧が上がってしまった原因を追究していきましょう。

しかし、さしあたって気になる症状はないけれども数値は高い。そのような場合に薬を飲む前にお試しいただきたいのが、本書で紹介するセルフメンテナンス術です。

高血圧になりやすい体質の根本には、筋肉の退化と肺活量の低下があります。詳しくは後述いたしますが、内臓も血管も筋肉でできています。加齢や運動不足によって血管は硬くなり、血液の流れが悪くなります。

肺活量の低下にプラスして血流が悪くなると、必要な酸素量を脳や全身に送り届けることが難しくなります。それを補うために、心臓が心拍数を上げることによって血圧が上昇するのです。

だとしたら、筋肉と心肺機能の両方を若返らせればいいのではないでしょうか。

もう歳だから、運動は難しい？　80歳だから、何をやっても遅い？

そんなことはありません。

肺活量の減少も血流の停滞も、老化ではなく「退化」です。

例えるなら今、皆さんの筋肉は何年も使っていない、眠っている状態にあります。

刺激を与えれば必ず目覚めて再生を始めます。

筋肉の若返りに、年齢は関係ありません。

とはいえ激しいトレーニングを急に始めるのは、さすがに負担が大きすぎます。そこで私から皆さんに提案するのは、1日たった5分で肺と血管にアプローチをし、血圧が上昇しにくい体質に体を整えていくストレッチです。

名付けて「降圧ストレッチ」。難しいことはありません。誰にでも、すぐにできます。寝たままできるものもありますし、目標達成のために続けられるものばかりです。

薬に頼る前に、自分でできることがあります。まずは、ストレッチから始めてみましょう。

ストレッチで血圧が下がる理由① 狙った筋肉に柔軟性を呼び戻す

血液を巡らせるメインポンプは心臓です。しかし、サイズ的に小さな心臓だけではパワー不足。全身に送るためには補助ポンプが必要で、その役目を果たしているのが、筋肉です。

歳を重ねると動くのが億劫になる、と多くの人が嘆いています。御多分に洩れず、私の両親もよく口にしていました。筋肉は加齢とともに、衰えます。それは筋肉を構成する筋繊維の数が減り、筋繊維自体も細くなってしまうことにより、筋肉量が減少するからです。つまり**加齢に伴う筋肉の衰えの正体とは「筋萎縮」**だったのです。

筋萎縮とは、一度正常に発育した骨の周囲にある筋肉の太さが、なんらかの原因で細くなった状態のこと。加齢以外にも筋萎縮を引き起こす要因は数多くありますが、**主に運動不足が第一の原因です**。

例えば、右脚を骨折したとします。ギプスで固定していますので、数ヶ月は右脚の筋肉はほぼ使われません。そして、完治後にギプスを外すと、左脚と比べて細く弱々しくなっています。この状態と同じなのが、運動不足で起こる筋肉の萎縮です。

筋肉の萎縮が起こると、日常生活は支障だらけ。体の重さに耐え切れず、腰や膝に負担がかかり、やがて痛みが出て踏ん張りがきかず歩くのはおろか、動くことすら嫌だな……と感じるようになってしまうわけです。

60歳を過ぎ、定年退職を迎えると社会活動性が著しく低下していきます。スポーツや吹奏楽など、体や肺をたくさん使うような趣味があれば問題ありませんが、多くの中高年は読書や囲碁、将棋、盆栽といった動きの少ない趣味を好む傾向にあります。なかには無趣味、もしくはテレビ鑑賞が趣味、という人もいます。

さらに近年、インターネットショッピングが普及してきました。指先で操作するだけで必要なものは自宅まで運んでくれ、重いものを持つこともありません。インターネットを利用していないとしても、今は送迎や宅配サービスも充実しています。**一歩も外出しなくても不便なく暮らせてしまう世の中が、さらなる運動不足を呼び、筋萎縮を進行させてしまう**ことにつながっているのです。

いずれにせよ、動くと痛いから動かない。すると、筋萎縮が進行する。ますます動けなくなる。運動から遠のく。さらに筋肉が硬くなる。この負の循環こそ、高齢者が口を揃えて「動くのが億劫」と言う大きな理由です。

硬くなった筋肉は、周囲を走る血管を圧迫して血行を悪くします。

そもそも血管自体が「平滑筋」という筋肉でできているので、動かないでいると血管までもがカチカチに硬くなってしまいます。

しなやかさを失った動脈は、血液をうまく送り出すことができません。送り出すには圧を高めるしかなく、結果的に心臓に大きな負担をかけます。

では、血管は一度硬くなったら、もとには戻らないのでしょうか。いいえ、そういうわけではありません。硬くなってしまった血管の周囲の筋肉を動かし、柔軟性を取り戻せばいいのです。

運動して体を動かす。

それには何かスポーツをしたほうがよいのかと、特定の運動種目を思い浮かべがちです。もちろん、何もやらないよりはいいのですが、種目ごとに主だって使われる筋肉は異なります。

血圧を下げる結果を求めたとき、**最も効果的なのは降圧に関係する筋肉と血管を同時に伸ばしたり縮めたりすることができるストレッチを、日常生活に取り入れることです。**

継続的に実践することで筋肉は次第にやわらかさと弾力を取り戻し、本来のしなやかな動きのある血管に、変わっていくことができます。

やわらかい筋肉であれば、それ自体が収縮して圧をかけても、

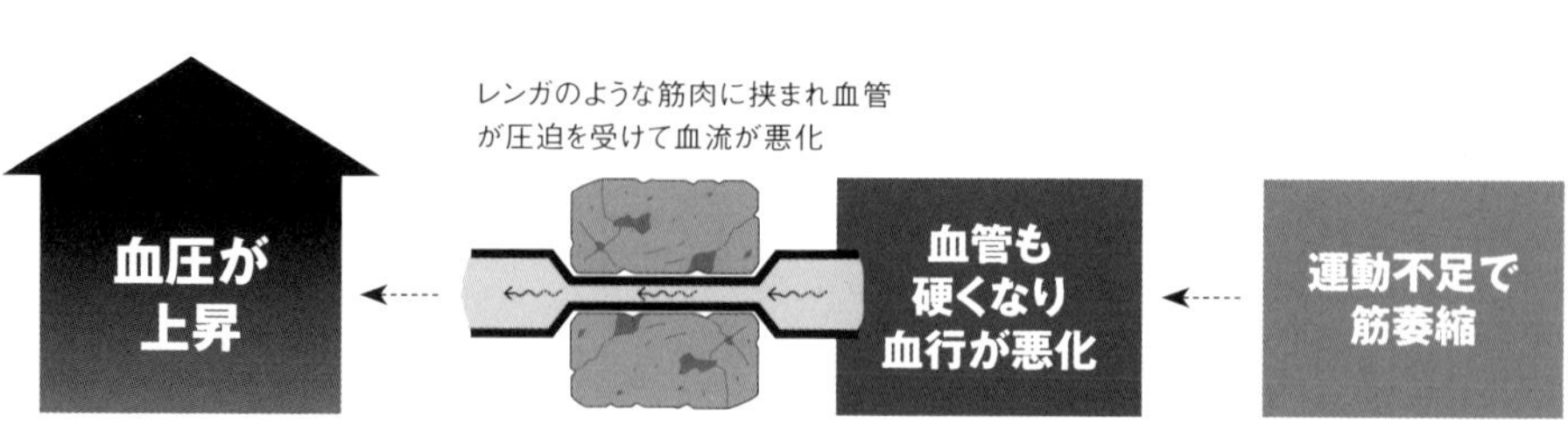
運動不足で筋萎縮
血管も硬くなり血行が悪化
レンガのような筋肉に挟まれ血管が圧迫を受けて血流が悪化
血圧が上昇

血管は潰れません。血行が改善するため、血液の運搬力がアップします。

無理をして血液を送り出す必要がなくなるため、血圧はその人にとって最適な状態を維持できるようになります。


英語に「Use it or lose it（ユーズイット・オア・ルーズイット）」というよく使われるフレーズがあります。使わないとダメになってしまうといった意味なのですが、私がお伝えしたいことは、まさにこのことです。

脳も体も老化ではなく「退化」。年齢に関係なく使ってあげれば成長するのです。

ストレッチで血圧が下がる理由②　肺活量を増やす

前項のはじめに、全身に血液を巡らせるために心臓をサポートしているのは筋肉だと説明しました。実は、もう1つ補助ポンプとして働いている臓器があります。

それは、肺です。基本的に血液の流れは「肺→心臓→動脈→毛細血管→各細胞→毛細血管→静脈→心臓→肺→心臓……」となっています。あまり知られていませんが、

そもそも肺の十分な伸縮がないと、酸素をたっぷりと含んだ血液を心臓に送ることができないのです。

人間の姿勢も肺活量に大きく関係しています。姿勢が良いと肺が膨らみ、酸素がいっぱい入りますが、姿勢が悪いと肺が十分に膨らまないため、酸素が十分に入りません。最近では、スマホの普及でどうしても前かがみ姿勢の時間が長くなっています。知らず知らずのうちに、現代人は呼吸が浅くなってきているのです。

息を最後まで吸い込み切れず、吐く息もすぐに終わってしまう。この状態の呼吸は**「浅い呼吸」と呼ばれ、さまざまな不調を引き起こす要因**として考えられています。

呼吸を司る肺は、肋骨で囲まれた鳥かごのような骨格「胸郭」に包まれています。肺は自身の力で伸縮ができないので、まわりの胸郭が大きく膨らんだり縮んだりすることで呼吸を行っているのですが、筋力の衰えや姿勢の悪さで猫背になると胸郭が縮まってしまい、動きに制限がかかってしまいます。

胸郭が広がらないことで、肺も伸び縮みできる範囲が狭まっていきます。この状態が長期にわたって続くと、**胸郭を動かす「呼吸筋」がどんどん動かなくなり、浅い呼吸が慢性化してしまう**のです。

参考までに、呼吸筋とは、呼吸運動をする際に使われる筋肉で、肋骨をつなぐ「肋間筋」と肋骨の下にある「横隔膜」のことです。

こうして**肺活量が減少していくと、必要な酸素を脳や全身にスムーズに送り届けることができなくなっていきます。**すべての血管の内側には、酸素量を測るセンサーがあり、酸素不足を感知すると「今すぐ心臓のポンプ力を高めろ！」と指令を送ります。指示に従って、心臓は動きを強めます。心拍数を上げることにより、全身の酸素量を安定させようと頑張る――。肺活量が少なくなることにより血圧が上がるのは、このためです。

改善するには肺活量を取り戻し、全身に酸素を送り届ける力を高めるほかありません。それができれば、心臓も過剰に働かなくてよくなり、血圧も自然と下がっていくはずです。

降圧ストレッチで肺活量を高めることができるのは、硬く動きの少ない状態を形状

記憶してしまった呼吸筋にアプローチをするからです。上半身を中心に大きく動かしながら伸ばしていくことで、胸・背中、そして普段なかなか動かさない体側（脇下）にも刺激をプラス。

はじめのうちは硬く、動かしにくいと感じるかもしれません。しかし続けるうちに、必ず動くようになっていきます。それはつまり、少しずつ肺が収まっている胸郭が、しっかりと広げられるようになってきているということでもあるのです。

胸郭が本来の動きを取り戻すことができれば、肺の動きも活発になっていきます。肺活量が高まると酸素の運搬量が高まって、血圧が下がりやすい状態へと体は誘われていくでしょう。

目指すは、心肺機能からの若返り。

姿勢も良くなり、一度の呼吸で酸素もたくさん取り込めるように変わります。頭と体と心が同時に整う感覚を、日常生活に取り戻しましょう！

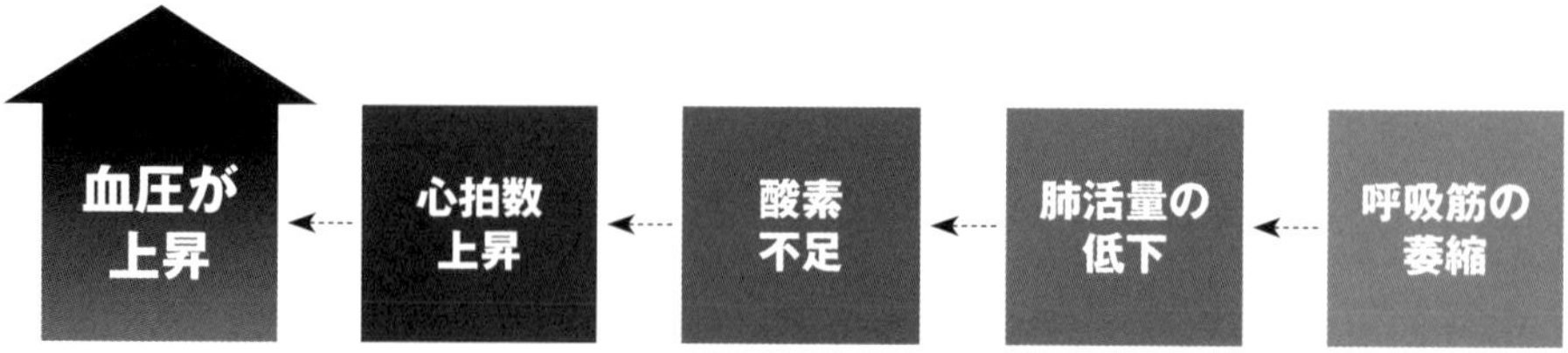

降圧ストレッチ＝医療ストレッチ

ストレッチなら毎日やっています、という方もなかにはいらっしゃるでしょう。しかし、降圧ストレッチは一般的なそれとは似て非なるものだということをお伝えしておきます。

降圧ストレッチの特徴は、いうなれば医療ストレッチであるという点。**医療目線で求める効果に応えてくれる筋肉を狙い、それぞれ的確にアプローチするよう構成されているからこそ、降圧効果が期待できる**のです。

ストレッチで行うポーズ自体には、目新しさはないと思います。これならやったことがあるよ、と感じるものもあるかもしれません。

しかし、たとえ同じポーズだったとしても、怪我予防のために行うスポーツストレッチや、心の安定と安らぎを目的としたヨガとは、狙いは別ものです。

例えば、体側を伸ばそうとするとき。多くの方は、ラジオ体操に登場するような、片手を上げて指先まで伸ばし、反動をつけながら体を数回横に倒す運動を行うと思います。

　動きながら反動で伸ばすやり方は、より外側の筋肉を伸ばす目的ならいいのですが、降圧効果を狙うのであれば、もっと深いところまでアプローチしなければなりません。例えば、胸を伸ばすにしても、私が指導するストレッチは少し違います。

　通常のストレッチは胸の筋肉だけを伸ばしますが、降圧ストレッチでは、下の写真のように伸ばす方向とちょっとしたコツをプラス

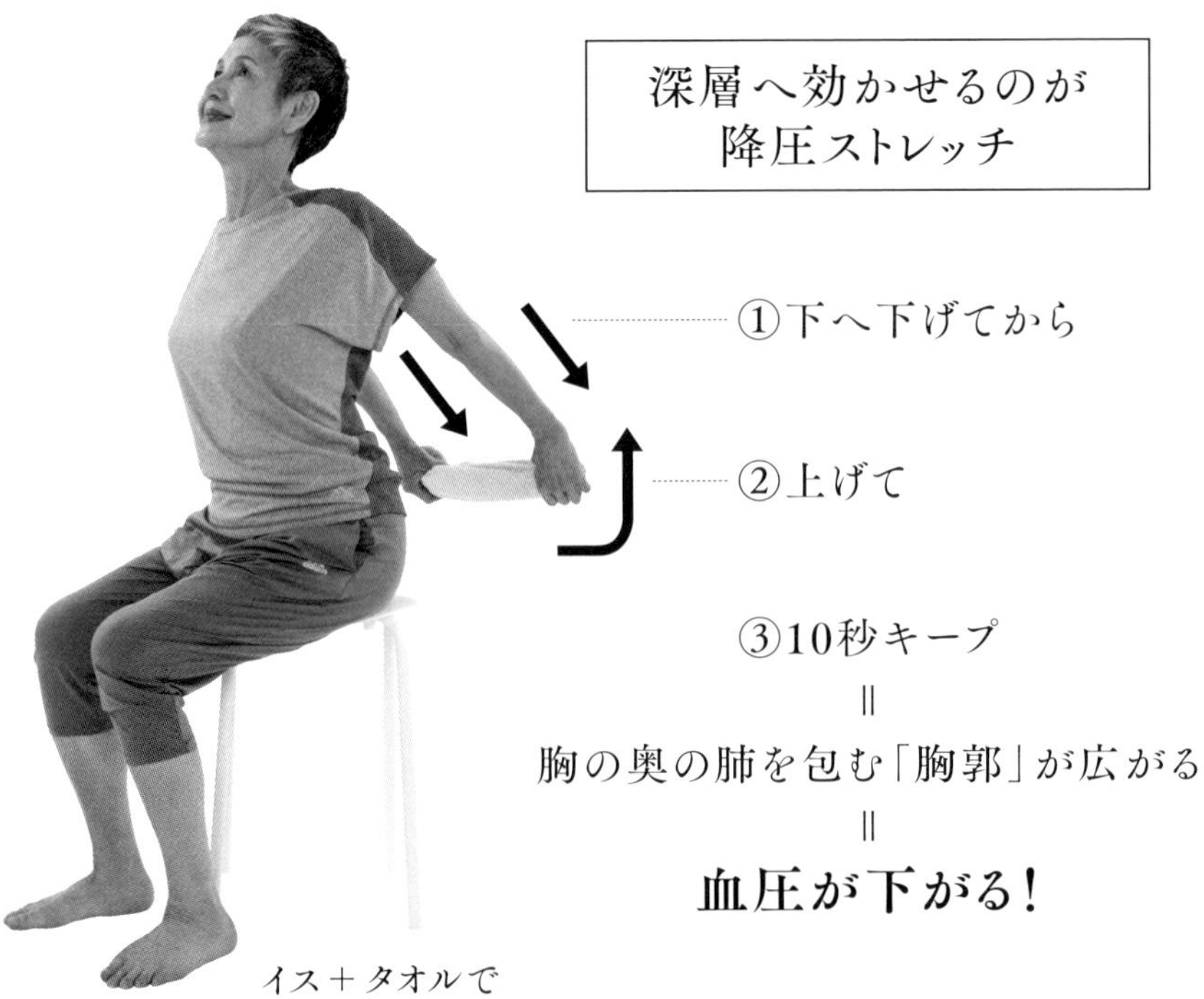
深層へ効かせるのが
降圧ストレッチ
①下へ下げてから
②上げて
③10秒キープ
＝
胸の奥の肺を包む「胸郭」が広がる
＝
血圧が下がる！

イス＋タオルで
ラクに安全に行える

することで、深層にある肺を包む「胸郭」を的確に広げるストレッチをします。さらに、その時キツイと思うところで10秒ほどその形をキープします。そうすることで、肺活量アップにつながり、結果的に血圧が下がるわけです。

動き自体に難しさはないけれど、いくつかのコツを押さえながら行うことで、初めて狙った効果を引き出すことができます。

また、医療の知識という観点から、上半身を中心にストレッチポーズを考えていることも、降圧ストレッチの特徴の1つと言えるでしょう。

全身のめぐりを良くするためには、確かに筋肉量の多い脚をケアすることは大切です。しかし、これまでお話ししてきたように血圧に直接関係する臓器は、心臓と肺です。そして、その臓器の働きを邪魔するのは首こり・肩こり、猫背などの背中の不調、体側のこわばり。いずれも問題は上半身に集中しています。

ゆえに、血圧を下げることを目的とした場合に優先的に行うべきは、上半身の柔軟性をよみがえらせることであり、比べて下半身のストレッチはその次というわけです。

私のところへ相談にこられる方々をみると、**高血圧と首・肩のこり、背中の硬さがほぼ一致**しています。ガチガチに体が硬いということは、血管もガチガチ、つまり、血圧が高くなりやすいということです。

血圧を下げるために、また高齢者に多く見られる病気の予防につなげるために、降圧ストレッチはたくさんの医学的知見を盛り込んで構成しているのです。

ほんの少しの〝無理〟を、楽しもう

私のサロンで開催しているストレッチ教室には、シニア層の方が多くいらっしゃいます。「簡単なストレッチでもすぐに息が上がった」「筋肉痛になったのは学生以来」と、皆さん、やり始めには、自分の体がこんなにサビついていたのかと、びっくりされていました。でも、2回、3回と続けていくうちに血圧が下がるだけではなく、「背筋がピンとしてきた」「神社の階段を休まずに上がれるようになった」「杖を喫茶店に忘れて帰ってきた」などと報告され、来るたびに顔の色ツヤが良くなり、どんどん元気になっています。

60歳、70歳、80歳……と、歳を重ねるごとに「無理はするな」「安静にしていろ」と言われることが増えていきます。けれども**「人間、健康で長生きしたいなら、毎日少しの無理を積み重ねなければ、体は衰える一方」**と私は皆さんにお伝えしています。

もちろん、命に関わるようなことは避けなければいけません。**安全性を無視した無理は、絶対に禁物**です。

その上で、それぞれの体調面を考慮した範囲で、ほんのちょっとだけ無理をする。特におすすめしたいのは、駅でエレベーターを使わずにできるだけ階段を使うこと。自分で自分の体を、重力に逆らって上へ上へと運んでいくことは、素晴らしいトレーニングになります。

階段の上りが難しいようであれば、下りるときだけでも階段を使う、地下鉄やバスの車内でなるべく立っているなど、とにかく普段よりちょっとだけ無理をしていると感じる行動ができれば、なんでも構いません。毎日の降圧ストレッチで10秒キープのところを15秒にトライするだけでも、ハナマルです。

ほんの少しの無理をすると息が切れますよね。肺が大きく動き、心臓もドキドキしてくると思います。降圧の要である肺も心臓も、その動きを作っているのは筋肉です。

覚えていらっしゃるでしょうか、筋肉は「使わなければ萎縮をするし、使ってあげれば再生し、成長する」ものでした。息が切れるということ、肺が動いて心臓がドキドキしてくること。それらはすべて筋肉を「使っている」ことの現れと考えることができます。

息切れもドキドキも、体が再生している証。そう考えたら、ほんの少しの無理も楽しめるようになるのではないでしょうか。

若い頃の体は、意識的に無理をしなくても自動的に再生し、成長してきました。しかし60を超えて70代、80代で成長させようと思ったら、まずは自らスイッチを押さないと再生しないのです。つまりは、多少の無理を押してでも、省エネから活動モードへとレバーを切り替えていくしかないのです。

注意が必要な高血圧のパターン

高血圧になったからといって、すぐに「病気」と確定するわけではありません。しかし、その血圧の高さによって病気が隠れていることを教えてくれる「サイン」であることが、往々にしてあります。

目安として「年齢＋90」を超えていなければ、特に心配はありませんが、これからお伝えするいくつかのパターンに当てはまる場合、高血圧から重篤な病気になるかもしれません。

なんらかの異常を示している可能性が高いため、早急に受診をしてください。

▼血圧が急に上昇した

その高血圧では、血圧がゆるやかに上がってきましたか？　それとも、急に上昇したのでしょうか。130前後だった血圧が、ある日突然170、180となったようなときには、体内で何かしらの病変が起こっているかもしれない、と考えたほうがいいでしょう。

血圧が急上昇するのは、本来流れるはずの血液が10としたら、半分の5しか流れていないようなときです。脳や心臓など血管のどこかに血栓やコブができて、血流を邪魔しているのかもしれません。あるいは、心臓になんらかの異変が起こり、そこから血圧が上がっているのかもしれませんから、心臓もしくは脳を調べる必要があります。すぐさまかかりつけ医を受診し、診断を仰いでください。

▼ろれつが回らない

血栓ができることによって引き起こされる「脳梗塞」では、血液の通り道にできた血栓が、血流を邪魔することによって血圧が上昇する場合があります。脳梗塞が発症する前には、合わせて以下のような初期症状が見られることがあります。チェックしていきましょう。

- □ **口の動きがおかしい、ろれつが回らない**
- □ **言葉が出なくなる**

□ 口をうまく締められなくなる
□ 顔の片側が痲痺し、ゆがみが出る
□ 片方の手足に力が入らない、片側が痺れる
□ 片方の目に膜がかかったように見えづらくなる
□ 視野が狭くなる
□ ものが二重、三重に見える
□ 思ったように文字が書けない

このような初期症状を「一過性脳虚血発作」と呼びます。脳内の血液の流れが一時的に悪くなって起こる症状で、血栓がすぐに溶けさえすれば、血流も血圧も正常に戻ります。

このため20～30分、あるいは24時間以内に症状が消えてしまうことが多く、放置してしまいがち。しかし、初期症状が起きたうちの50％は48時間以内、15～20％は3ヶ月以内に脳梗塞を発症することが、わかっているのです。また、このような脳梗塞が起こるときには、高血圧が合併している割合が高いです。

一度脳梗塞を発症した人は、再発リスクを避けるために、血圧をしっかりとコントロールしていくことが必要です。脳梗塞だけでなく、脳内の血管が破れて起こる「脳出血」、また脳の表面を覆うくも膜の下から出血する「くも膜下出血」のときにも血圧は急上昇します。要注意です。

▼しびれがある

高血圧があるときに、脳と同様に問題が疑われる臓器が心臓です。

心臓の弁が正しく機能しなくなる「心臓弁膜症」や、心臓の脈動が不規則になる「不整脈」のために、心臓に小さな血液の塊ができたり、大動脈内にできた血栓が剝がれて流れ出すことにより、手足の末梢動脈を塞いでしまう「塞栓症」になると、手足のしびれ感、痛み、冷えなどを感じるようになります。

▼息苦しい、のぼせ感がある

高血圧によって動悸、呼吸困難、胸部の痛み、頭がのぼせる感じもしばしば起こります。ただし、動悸や呼吸困難は「不整脈」や「狭心症」、「心筋梗塞」などの心臓の病気の危険性もはらんでいます。
何かおかしい、と感じたら必ず受診してください。

▼むくみがある

まぶたが腫れぼったい、靴下のゴムのあとが消えにくい、いつも履いている靴がキツくなった……。このような「むくみ」が血圧の上昇と同時に起きた場合、腎臓に問題が起こっているかもしれません。

腎臓は、体内の血液などの体液の量を調整している臓器。いわば水槽の蛇口であり、水圧（血圧）が高くなると、たくさんの尿を出して水圧をコントロールしています。ところが腎機能が低下していると、ろ過機能も低下します。つまり蛇口が細くなるので、水量を排出するためにより高い水圧（血圧）が必要となります。こうして、高血圧を引き起こします。

腎機能が低下する病気としては「慢性糸球体腎炎」「腎不全」が考えられます。血圧が上がる以外にも、このような兆候がないか、合わせてチェックしてみましょう。

□ 尿が濁った感じの色になり、泡立っている（タンパク尿）
□ 褐色に近い濃い色の尿が出る（血尿）
□ トイレの回数が多くなる

▼周りの人から警告されたとき

よく大病を患った人が「そういえば少し前から疲れが抜けにくかったんだよね」「なんかちょっと調子が悪かったんだ」と、話をしていますよね。人は数値に現れないような体の異変をちゃんと感じ取っているものです。運命の分かれ道は、そのときにしっかりと「これはおかしい」と感知できるかどうか、です。

薬に頼りたくない、と思うのであれば、体が放つメッセージを「歳のせいだから」とやりすごすのではなく、すぐに行動を起こして自ら積極的に原因を突き止めようとする姿勢でいてほしいと思います。

ただ、自分で何かしらの異変を感じたとしても、多くの人が「忙しいから」という理由で受診を先送りにし、手遅れになります。特に男性は「仕事に支障をきたすから」「会社に迷惑をかけられない」と、先延ばしの理由をアレコレ掲げては、ある日突然倒れて、命を落としてしまうケースがとても多いのです。

このようなことを未然に防ぐために、意外に役に立つのが、周囲の人からの意見なのです。普段の様子をよく知る人から「顔色が悪いよ」「調子が悪そうだね」「疲れているんじゃない？」と言われることが増えたら、自らの健康状態に注意を向けるタイミングだと覚えておきましょう。

血圧が急に上昇したときは、なんらかの異変を示すサインが出ています。早急に受診をし、原因を突き止めてください。

また、**血圧の上昇の原因には、必ず日々の生活習慣があります。生活習慣による病気を治す特効薬は、生活改善しかありません。**

忙しくて何かをする暇がない、というあなたにも必ずできるのがこれから紹介する降圧ストレッチです。１日５分のケアで、高血圧体質を根本改善していきましょう。

第2章

実践！「降圧ストレッチ」

医療的視点から構成した
朝・昼・晩 それぞれの活動に合わせたストレッチ。
すべて行っても1日あたり約5分です。
心と体に気持ちいい簡単ストレッチで
高血圧体質を
根本から改善していきましょう。

1日5分でしなやかな血管に

ストレッチをすることで、血圧が下がりやすくなる理由については第1章で述べた通りですが、少しだけ復習をしておきましょう。

心臓と肺の動きを作り出す筋肉にアプローチをし、硬く縮こまってしまった動きの悪い状態から、やわらかくしなやかに動く本来の状態へと引き戻します。

また、筋肉の周囲を走る血管への圧迫を和らげて血行を促進するとともに、血管自体の柔軟性も取り戻すことで、血流を改善し心臓への負担を減らし血圧を下げる、という仕組みでした。

そして、血圧が**「年齢＋90」以上に上がっているということは、血管内部をきれいな血液が巡る力が衰えている**と言い換えることができます。

高血圧だけでなく、**糖尿病や高脂血症などメタボ度も高まっている**と言わざるを得ないのです。

降圧するならウォーキングより、降圧ストレッチ

生活習慣病のほとんどは、運動で改善できます。ところが、講演会で必ずといっていいほど「運動が必要と言われたので、毎日していますが、血圧が下がりません。何が悪いのでしょうか」と質問があります。運動内容を伺うと、ほとんどの方から「ウォーキング」との答えが返ってきます。

確かに、健康には1日に８０００歩とよく聞きます。ある研究によると、1回30分以上のウォーキングを毎日３か月間行うことで、血圧が15 mmHg下がったという報告があります。確かに下がりはしますが、血圧を下げる効果としては即効性がありません。なぜなら、ウォーキングで主に使われるのは脚の筋肉だからです。

体の健康に関して言えば、大きな筋肉である脚を使うことは、とてもいいことです。脚を使うと脳が活性化されるため、学習能力の向上や認知症の予防などにも役立ちますから、ウォーキングはとても素晴らしい運動です。

しかし血圧に直接関係する臓器は、心臓と肺。心臓と肺があるのは、上半身。**上半身を活発に動かさない限り、血圧に変化は見られない**、というわけなのです。

ウォーキングでも心拍数は上がりますし、何もやらないよりはいいじゃないか、という考えもあるかもしれませんね。ただ、血圧を下げること、あるいは降圧剤を卒業することを目的としているのならば、ウォーキングという選択肢は遠回りです。

血圧を下げるために主に使いたい筋肉は、意外かもしれませんが「背中」です。降圧ストレッチでは、背中をしっかりと伸ばし、たっぷりと刺激を与えて鍛えます。

背中には「広背筋」や「僧帽筋」という、大きくて面積の広い筋肉があります。この**大きい筋肉を使うことで小さい筋肉を使ったときよりも運動量が多くなるため、1日5分といった短い時間でも大きな効果を得ることができる**、というわけなのです。

それでもどうしてもウォーキングでないとやる気が出ないんだ！ということであれば……わかりました。では、ウォーキングの姿勢を変えましょう。

意識したいのは、上半身の動きです。足の踏み出しに合わせて前後に振っている腕の動きを、まずはやめましょう。脇を締めて肘を曲げ、胸の前で両手を軽くグーにしたら、背骨を中心に肩を左右に回しながら歩きます。

足の踏み込みに合わせて、腰からひねりが加わって上半身が使われるような感覚があればＯＫです。

この「降圧ウォーキング」なら、背中の大きな筋肉である「広背筋」と「僧帽筋」をしっかり動かし、刺激することが可能です。

自宅では降圧ストレッチ、外出時は降圧ウォーキング。これなら日々の生活のあらゆる場面で、血圧の安定化を図ることができますね。

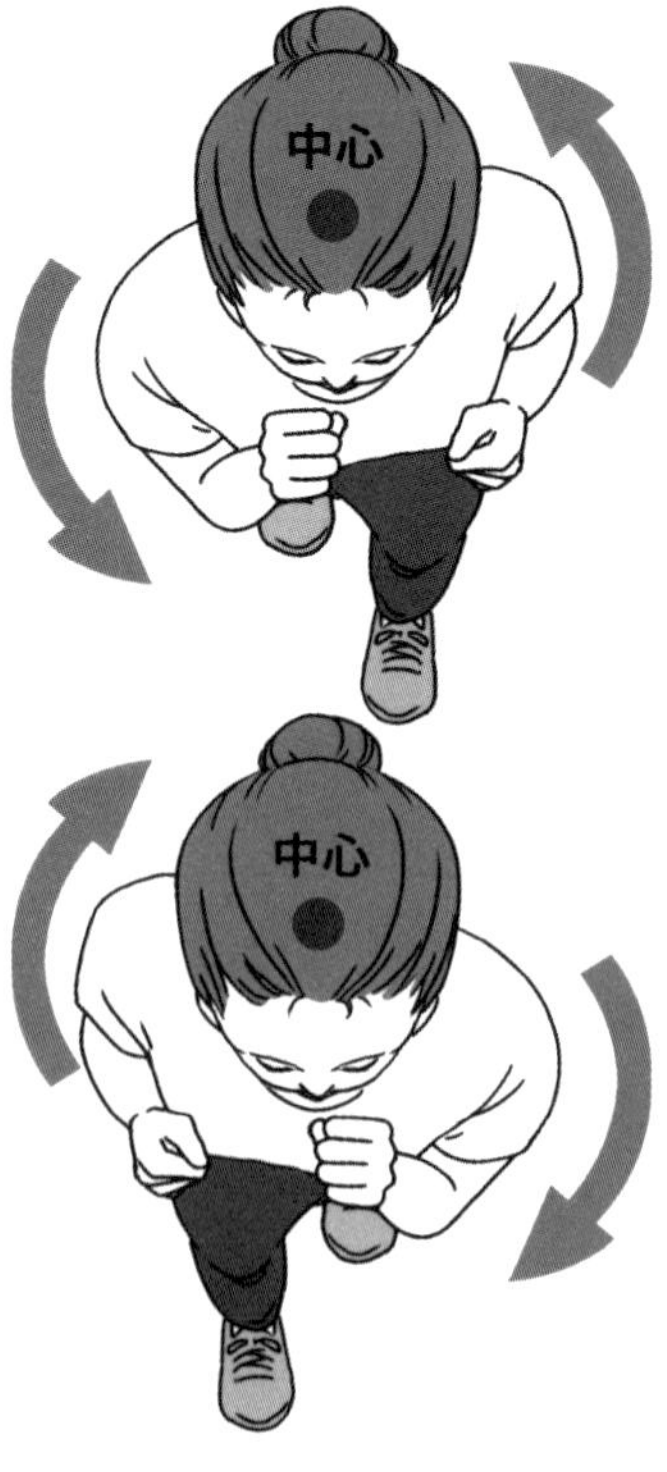

降圧だけじゃない！うれしい効果

血圧を下げる以外にも、降圧ストレッチにはさまざまなメリットがあります。主だった効果を紹介していきましょう。

①疲れにくくなる

筋肉を動かす、という習慣ができると脳への血流が高まって、気持ちが元気になります。「外に出るのが億劫だ」「動くのが面倒」という意識がなくなって、より活動的に体を動かすのが楽しみだ、と思えるようになってきます。

気持ちだけでなく、実際に筋肉が本来の動きを取り戻していくので動きがスムーズになり、日中の活動量が増えます。すると、睡眠の質も上がるため、ぐっすりと深い眠りにつくことができる。だから疲れも溜まらない、という好循環が起こります。

②気持ちが落ち着く

血圧が上昇し始める50～60代の特に男性に多く見られるのが、うつ症状です。これには、精神を安定させる「セロトニン」というホルモンの減少が関係しています。セロトニンの分泌を促すには、背中やおなか、おしり、太ももなどにある大きな筋肉を動かすことが大切です。降圧ストレッチでそれらの筋肉に刺激を加えるだけでも、セロトニンの分泌は活発になるのです。

また、筋肉を伸縮することで血流が良くなるため、脳内の血のめぐりが改善し、自律神経も安定。常に心が穏やかに過ごせるようになっていきます。

③見た目が若返る

内臓や血流の状態が良いのか悪いのかの判断は、はっきりと見た目に映し出されるものです。血行が良くなると肌色や髪の毛のツヤが良くなります。

背中まわりをよくストレッチすることで姿勢も改善されます。背筋がしゃんと伸びていると、それだけで全身のシルエットが美しくなり、印象も若返ります。

④認知症・糖尿病など生活習慣病の予防

心肺機能が高まると、全身に酸素を行き渡らせる力が向上することで、脳の血流も良くなります。それだけでも認知症の予防に期待できます。

降圧ストレッチは上半身にある筋肉を中心に刺激を加えていきますが、認知症には下半身（脚）をよく使ってあげることがいいことがわかっています。認知症予防も一緒に考えている人は、脚を鍛えるストレッチやエクササイズを行ってください。

一方、糖尿病は、なんらかの原因で、血糖値をコントロールする働きをもつ「インスリン」が作用しなくなる病気です。

人間の体内で血糖値を上げる原因となる「ブドウ糖」を消費できるのは主に脳と筋肉であり、特に筋肉（アウターマッスル・表層筋）を使うことで、大量に消費することがわかっています。

降圧ストレッチで、面積の広いアウターマッスルである広背筋や僧帽筋をよく動かすことでブドウ糖の消費を促し、糖尿病の予防を期待することができます。

加えて、降圧ストレッチではアウターマッスルだけでなくインナーマッスル（深層筋）もよく動かします。アウターマッスルがブドウ糖を消費するのに対し、インナーマッスルは脂肪を消費するので、ダイエットにも役立ちます。

どちらも程よく使うことができるという点も、降圧ストレッチをおすすめする理由の1つです。

また、ストレッチを習慣化することで骨格筋から「ミオカイン」というホルモンが分泌されます。

このホルモンは高血圧、動脈硬化、心筋梗塞といった生活習慣病や、認知症を予防する物質として、近年、注目を集めています。ミオカインを増やすには、トレーニングでハードに追い込むよりも毎日少しずつ実践するストレッチのほうが効果的であることもわかっています。

ストレッチで筋肉の状態を整えたら、もうワンステップ。少しだけ筋力トレーニングをしていきましょう。

ストレッチだけでもたくさんの効果が期待できるのですが、筋肉の状態を整えることはできても、筋肉の量を増やしたり、パワーを高めたりはできません。

筋肉は、何もしなければ減っていく一方です。ほんの少しだけ、負荷をかけることで、筋肉の成長を促していきましょう。

負荷といっても、ダンベルやバーベルなどの重りは使いません。誰でも安全に、安心して行えるトレーニングとして、自分の体重を利用した「降圧エクササイズ」を1セットだけ紹介します（84ページ）。

続けるうちに、キープできる秒数が増えていくはずです。ご自身の体力がついてきているかを確かめるバロメーターとして、降圧エクササイズを活用していただければと思います。

ストレッチ効果を高める2つのコツ

最大限の効果を引き出すためにこれから紹介するすべてのストレッチに共通したコツを2つ、お伝えいたします。

①声を出して数える

各ストレッチごとに、実施時間が設定されています。「10秒数える」とあったら「イーチ、ニー、サーン」と実際に声に出して数を数えましょう。

ストレッチは、呼吸を続けながら行うことが大切です。**声を出すと、自然に呼吸が続きます。**小声で構わないの

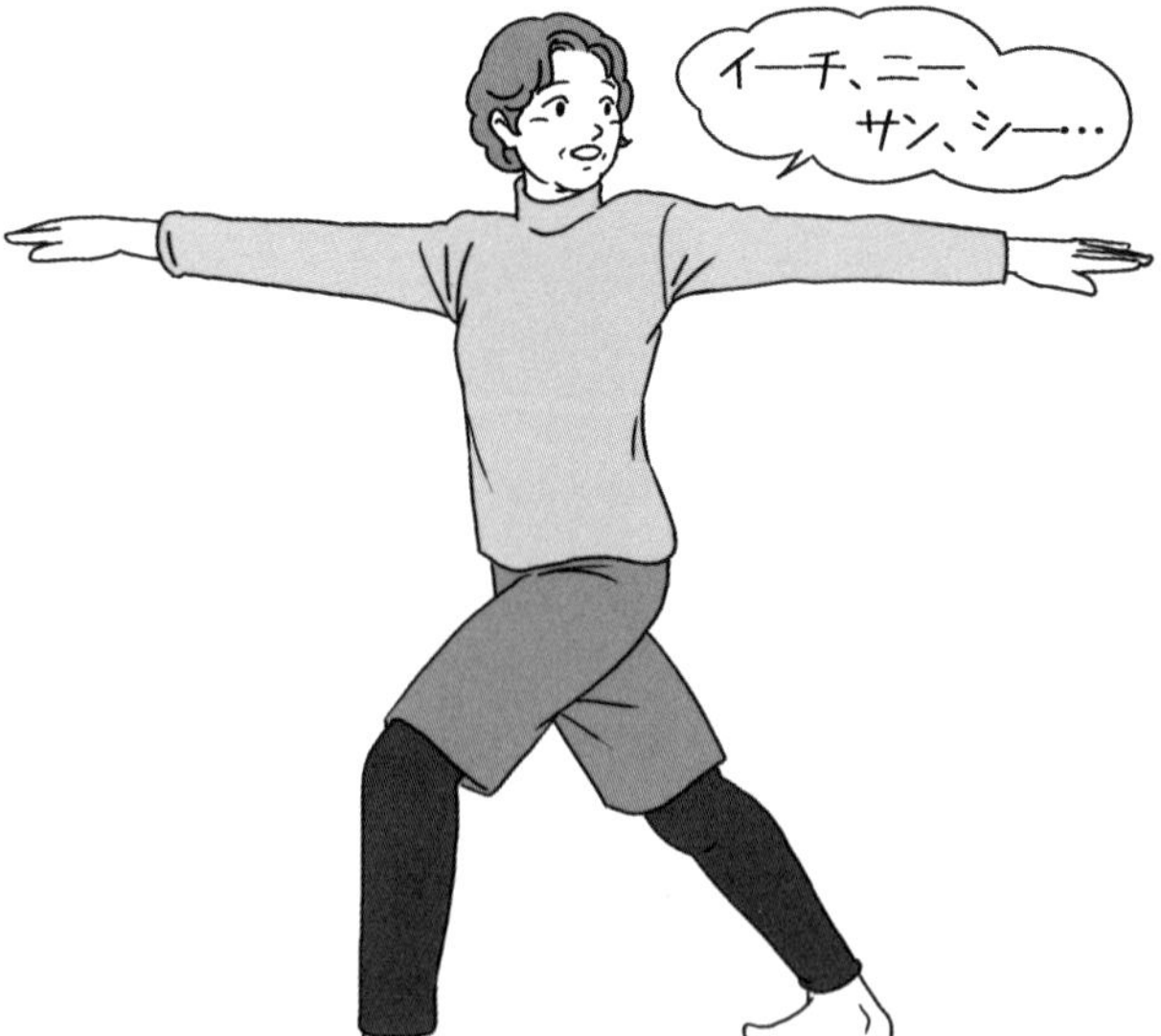

声に出して数を数え、呼吸をし続けながら行う

で、カウントするときは声を出していきましょう。

②動きを止めない

体を型にハメるのではなく、動き（伸ばし）続けることが大切です。例えば「両肩を前に出す」とあったら一番キツイと感じたところで、10秒の間、ずっと肩を前に出そうとし続けます。そうすることで、アプローチしたい深層の筋肉までしっかりとストレッチすることが可能になるのです。

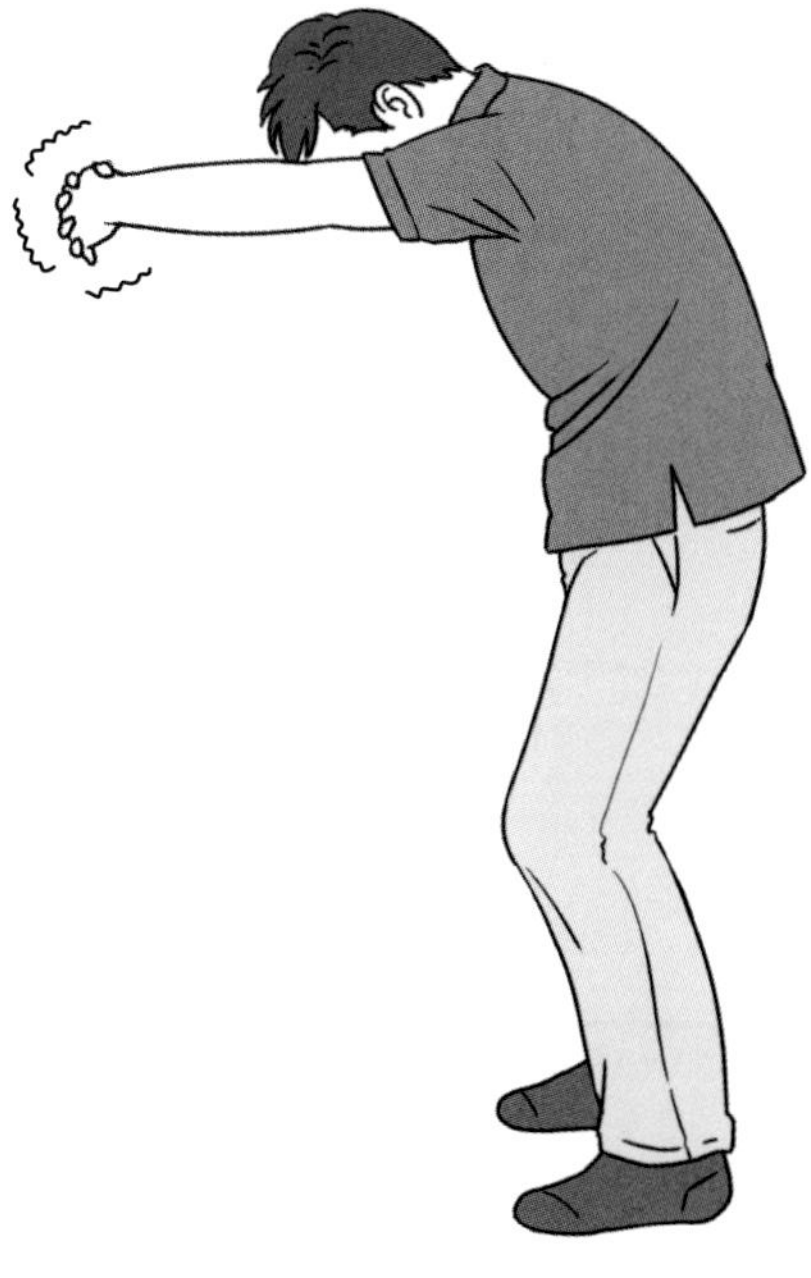

「伸ばす」動きを
キープする

ストレッチ前に今の体の状態をチェック！

心肺機能の低下や筋肉・血管の退化が、高血圧を引き起こします。降圧ストレッチを実践する前に、まずはあなたの肺と血管の年齢を見てみましょう。

✓ 肺年齢チェック

当てはまる項目が多いほど、肺年齢が高く
心肺機能が弱っている危険性があります。

- [ ] **階段10段を駆け上がると息が上がる**

10段ほどを駆け上がっただけですぐに心臓がバクバクする、上がった息がなかなか戻せない、というのは心肺機能の衰えによるものです。

- [ ] **運動習慣がない**

慢性的な運動不足は、心肺機能を確実に退化させます。昔は動いていた、という人でも、今動いていないのならリスクは同じです。

- [ ] **喫煙している／喫煙歴がある**

喫煙習慣は肺活量を低下させます。タバコの煙で気管支や肺胞に慢性の炎症が起きると肺機能が徐々に低下。息切れをしやすくなります。

- [ ] **朝、起きると立ちくらみがする**

心肺機能が弱っていると全身に酸素を送ることが難しくなります。特に脳に酸素が回らないので、朝、起きて立ち上がったときに立ちくらみがしたり、ボーッとしやすくなります。

- [ ] **猫背姿勢**

腰と背中が丸まり、肩と首が前に出た猫背姿勢は、胸郭をすぼめた状態が続くため、呼吸が浅くなり肺活量が低下する原因に。

- [ ] **肥満気味**

肥満は血液中の酸素が不足しやすく、少し動くだけでもすぐに疲れてしまうため、動くのが億劫になる悪循環に……。

- [ ] **口呼吸**

鼻づまりがあると口呼吸になりやすく、呼吸が浅くなるため、肺が衰えるほか、肺炎や気管支炎などの感染症にもかかりやすくなります。

✓ 血管年齢チェック

筋肉をあまり動かしていないと、血管の柔軟性まで失われていきます。
できない項目が多いほど、血管年齢は高くなります。

□ 長座でつま先を触れない

両膝を伸ばして床に座り、前屈。一瞬だけでもつま先に触れることができればOK。無理をすると腰を痛めるので、注意してください。

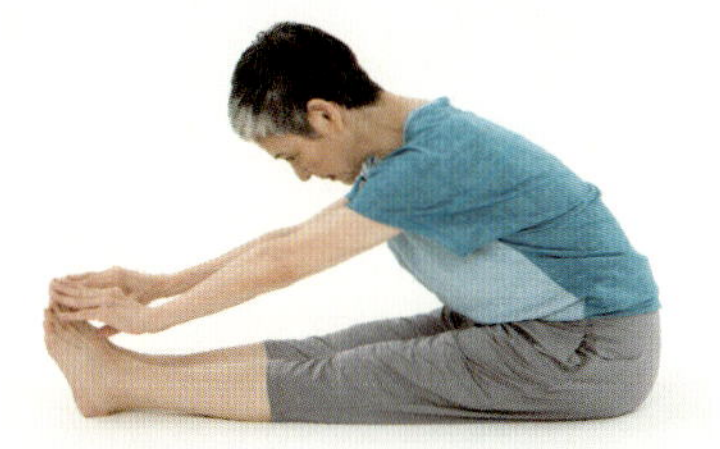

□ スクワットを5回続けてできない

両手を胸の前で伸ばし、腰を膝の高さまで落とします。この動きを5回連続でできれば、OK。

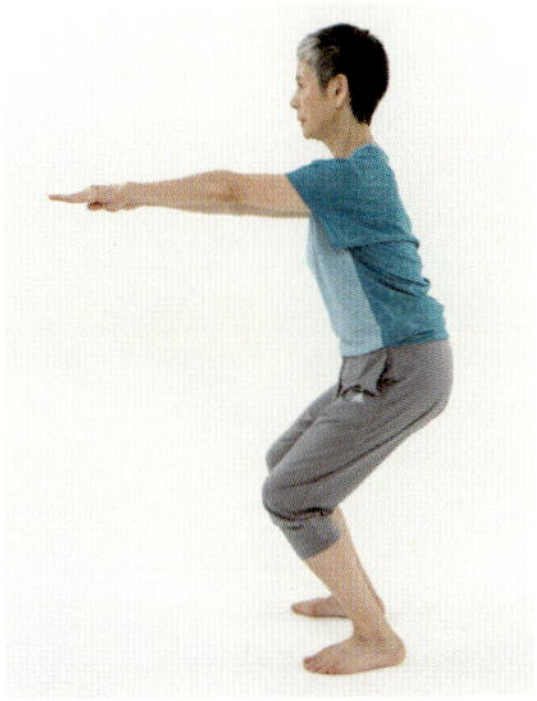

□ 頭の上で組んだ手を伸ばせない

両手を組み、手のひらを上にして肘を伸ばす。痛みも引っかかりもなく、頭の真上までピンと伸ばせればOK。

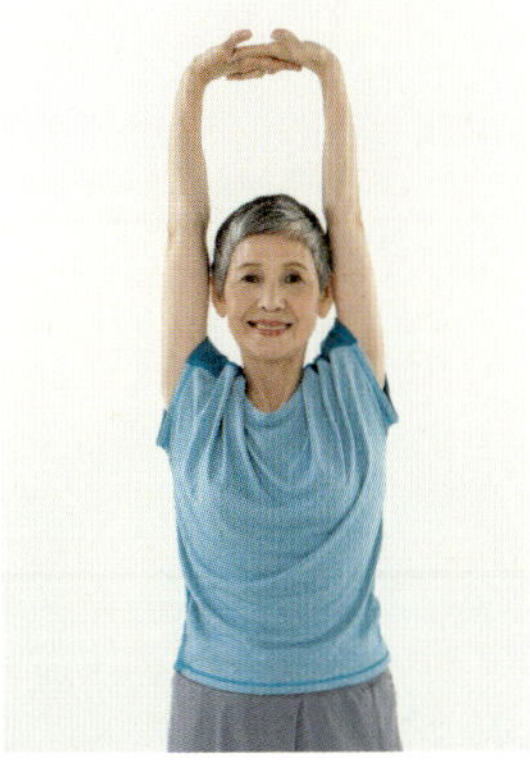

□ 体の後ろで組んだ手を伸ばせない

両手を体の後ろで組み、顔は上を向いて胸を張ります。この状態で両腕をピンと伸ばせたらOK。

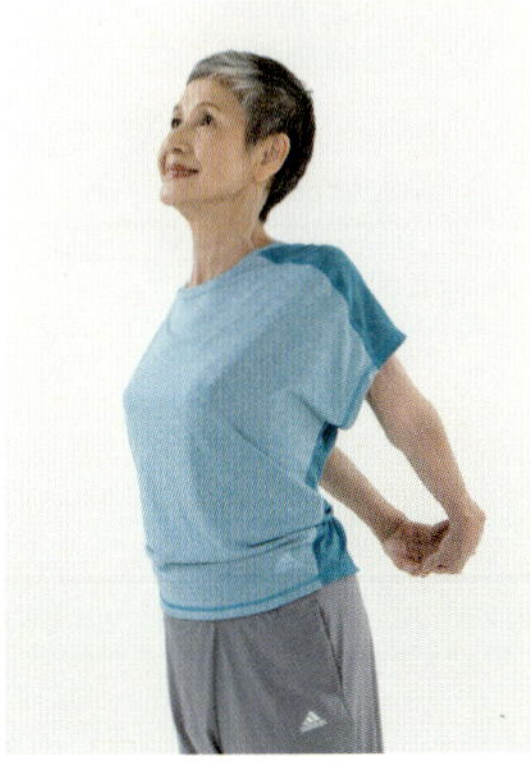

寝たまま体側ストレッチ

体内のめぐりを良くして体のなかから目覚めましょう

朝の降圧ストレッチ

1日のなかで最も血圧が上がりやすい朝。目覚めてすぐ、布団のなかで寝たままできるストレッチで、上昇を緩やかに。

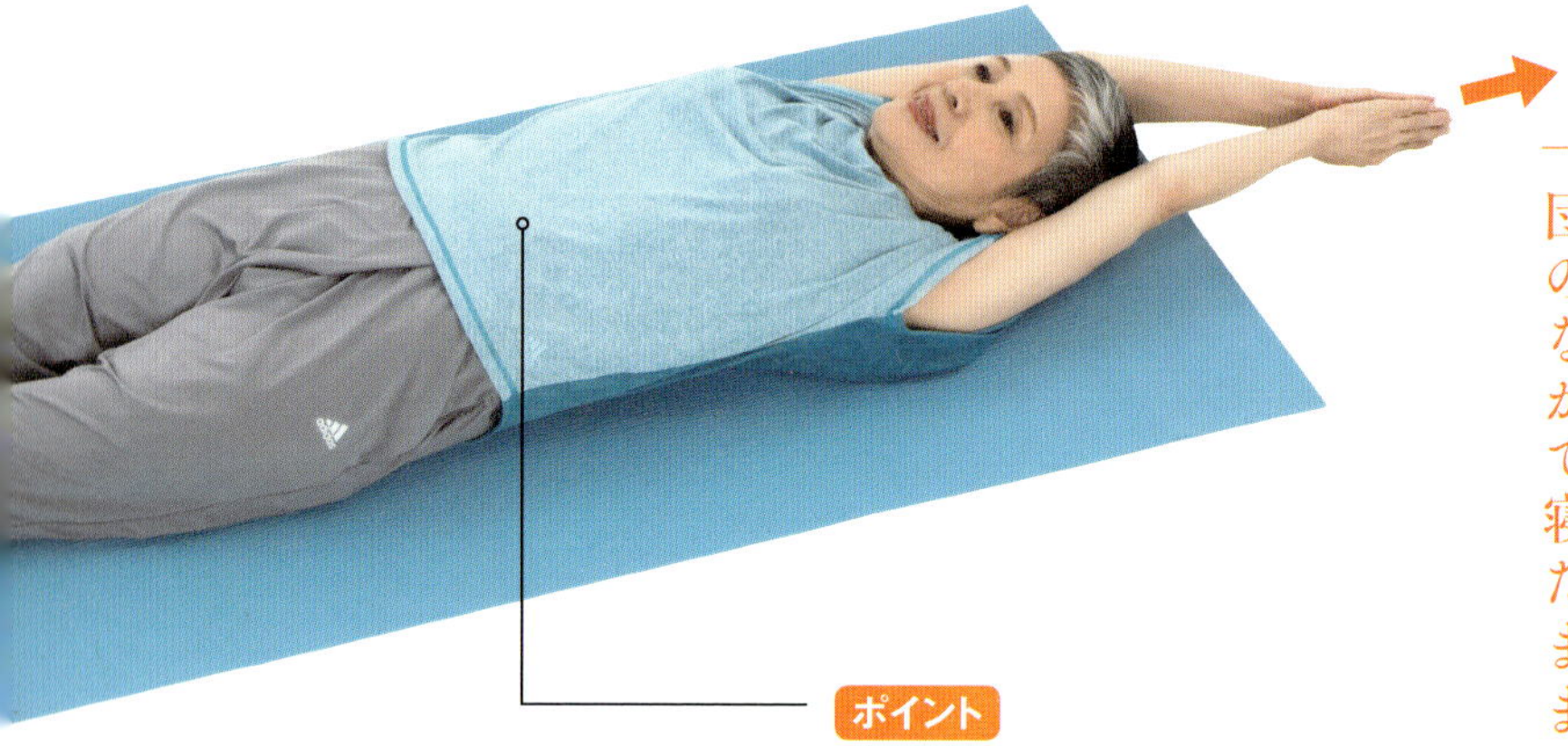

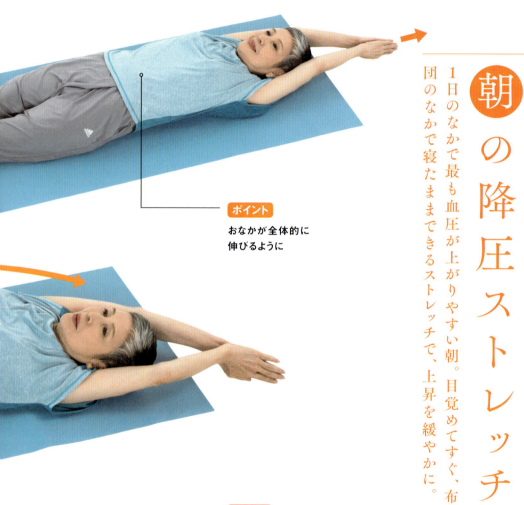

ポイント

おなかが全体的に
伸びるように

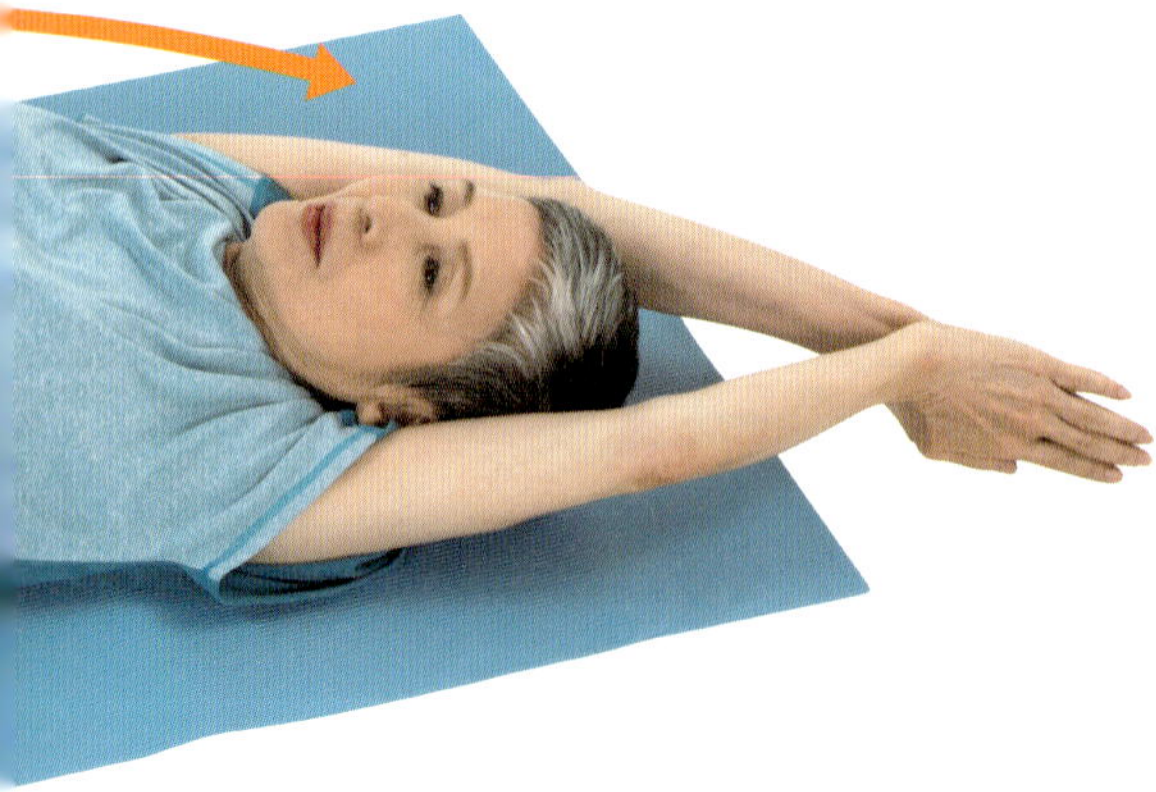

ポイント

脇からおなか・腰まわりまで、
体側を全体的に伸ばす

※優しく丁寧に伸ばしましょう。体のどこかに違和感があったら、すぐに中止してください。

1
あお向け姿勢で、伸びをする

目が覚めた後、あお向け姿勢で手と足を伸ばす。体が上下に引っ張られるようなイメージで、ゆっくりと気持ちよく伸びる。

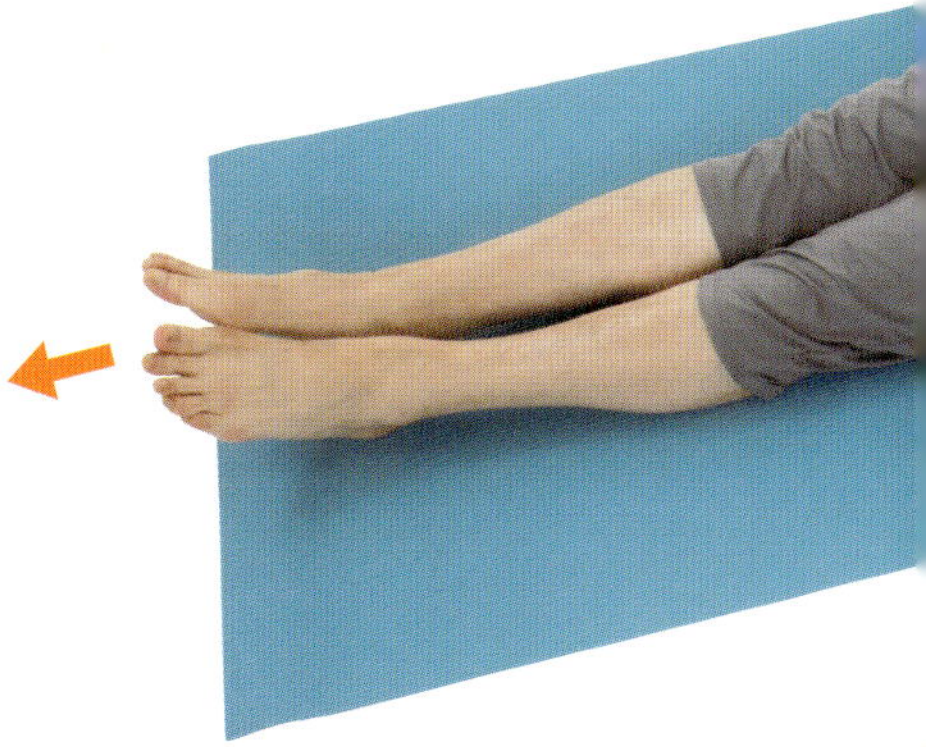

2
体の中心部から曲げる

弓のしなりをイメージして、おなかのあたりから手と足を横に倒して体側を伸ばす。気持ちよく伸びていると感じられるところで、10秒数える。反対側も同様に。

左右それぞれ10秒間声に出して数えよう

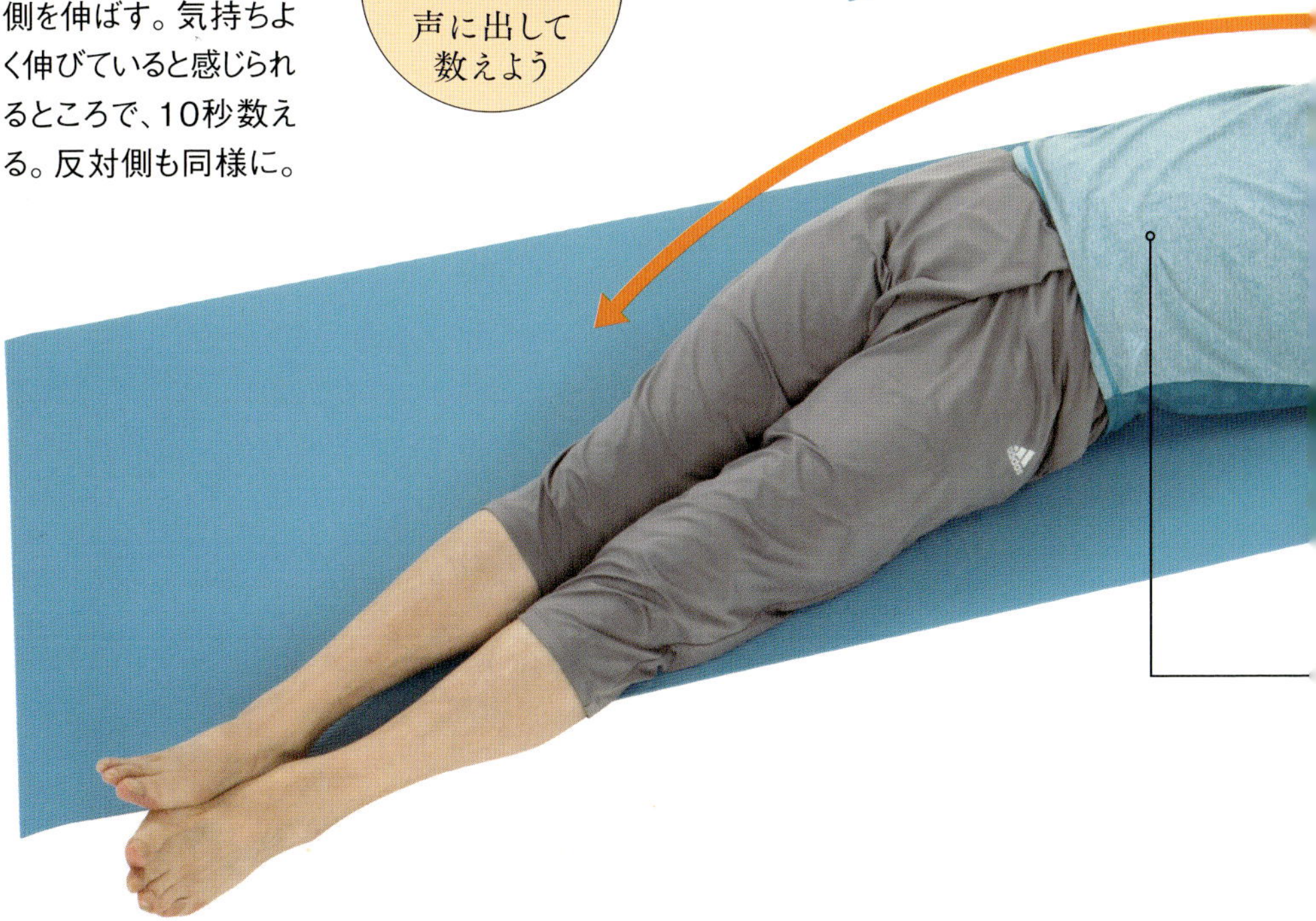

胸のストレッチ

縮こまりがちな胸を大きく開いて、呼吸力を強化する

おすすめ
パターン

昼の降圧ストレッチ

活動的になる日中は、少し種目を多めに。テレビを見ながら、あるいは庭仕事や読書の合間の気分転換にも、もってこいです。

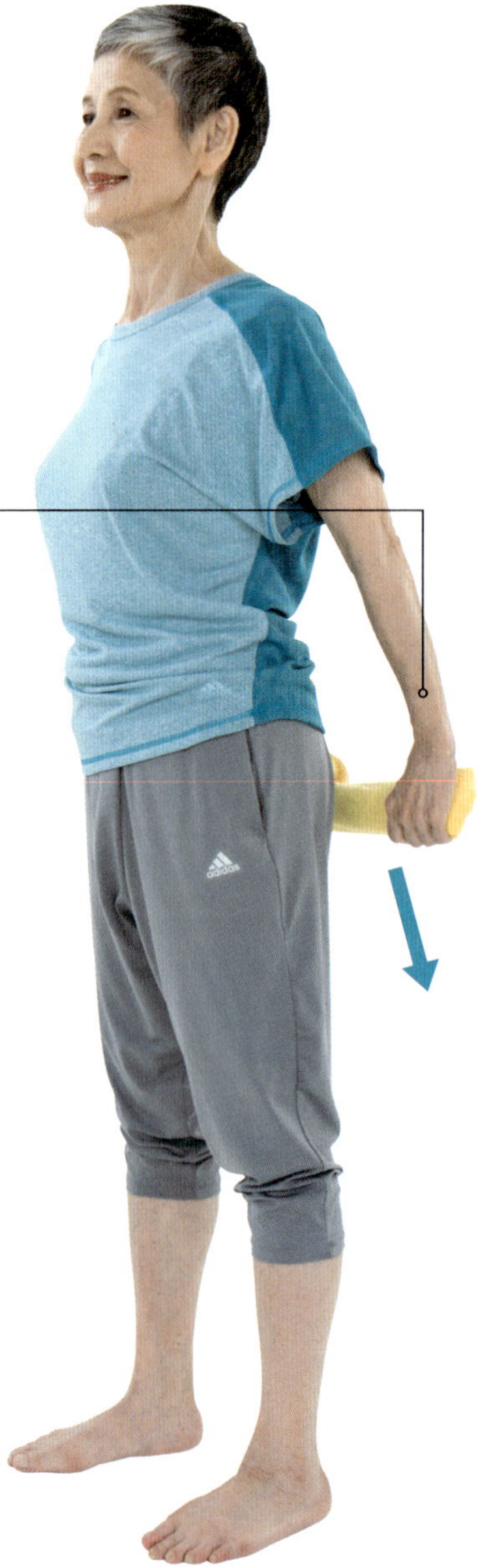

ポイント

両手が下に引っ張られるようなイメージで

1

体の後ろでタオルをつかみ、下に引っ張る

フェイスタオルを半分に畳んで片手に持って、準備。足を肩幅に開き、背筋を伸ばして正面を向いて立つ。体の後ろでタオルの両端をつかんで、下に引っ張る。

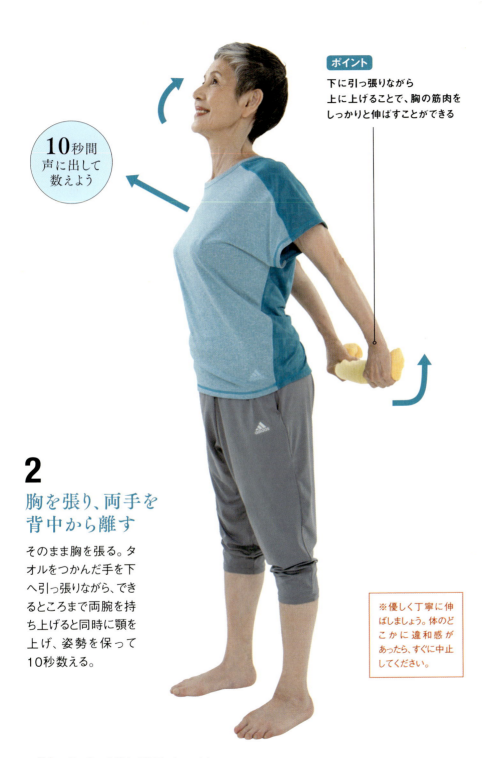

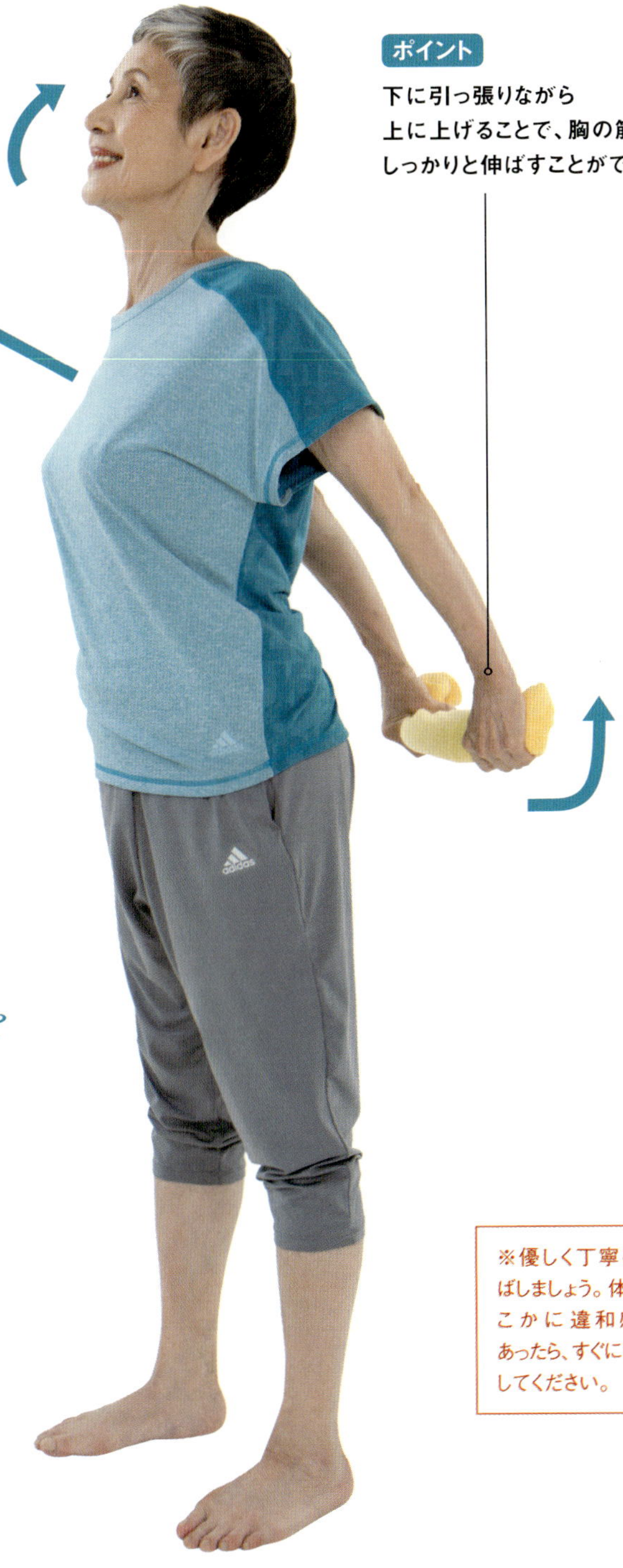

10秒間
声に出して
数えよう

ポイント

下に引っ張りながら
上に上げることで、胸の筋肉を
しっかりと伸ばすことができる

2

胸を張り、両手を背中から離す

そのまま胸を張る。タオルをつかんだ手を下へ引っ張りながら、できるところまで両腕を持ち上げると同時に顎を上げ、姿勢を保って10秒数える。

※優しく丁寧に伸ばしましょう。体のどこかに違和感があったら、すぐに中止してください。

立っているのが不安な人は……

イスに腰掛けて行いましょう。背もたれがあるイスを使う場合は、横向きで腰掛けるようにすれば、背中の後ろを自由に使えます。

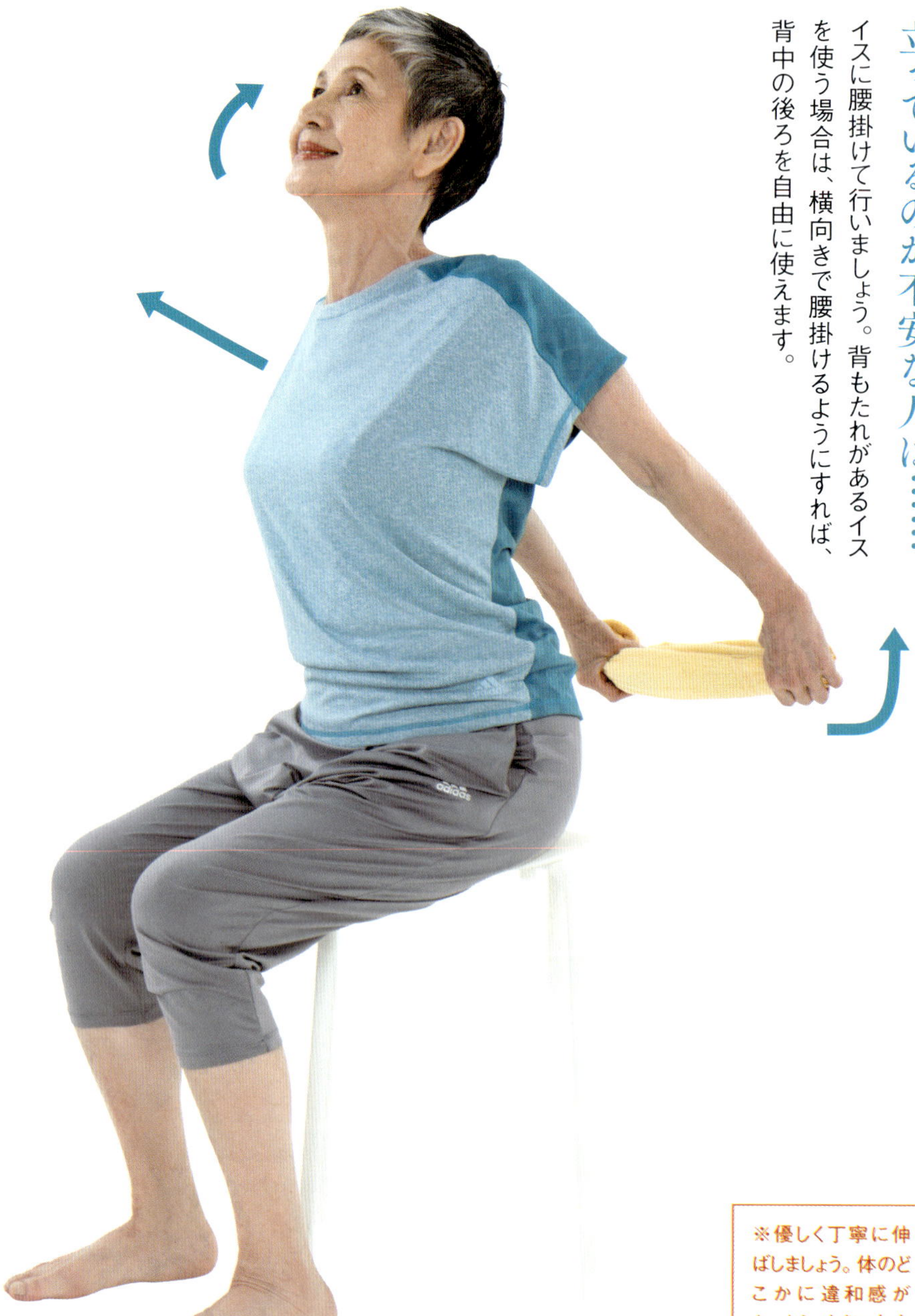

※優しく丁寧に伸ばしましょう。体のどこかに違和感があったら、すぐに中止してください。

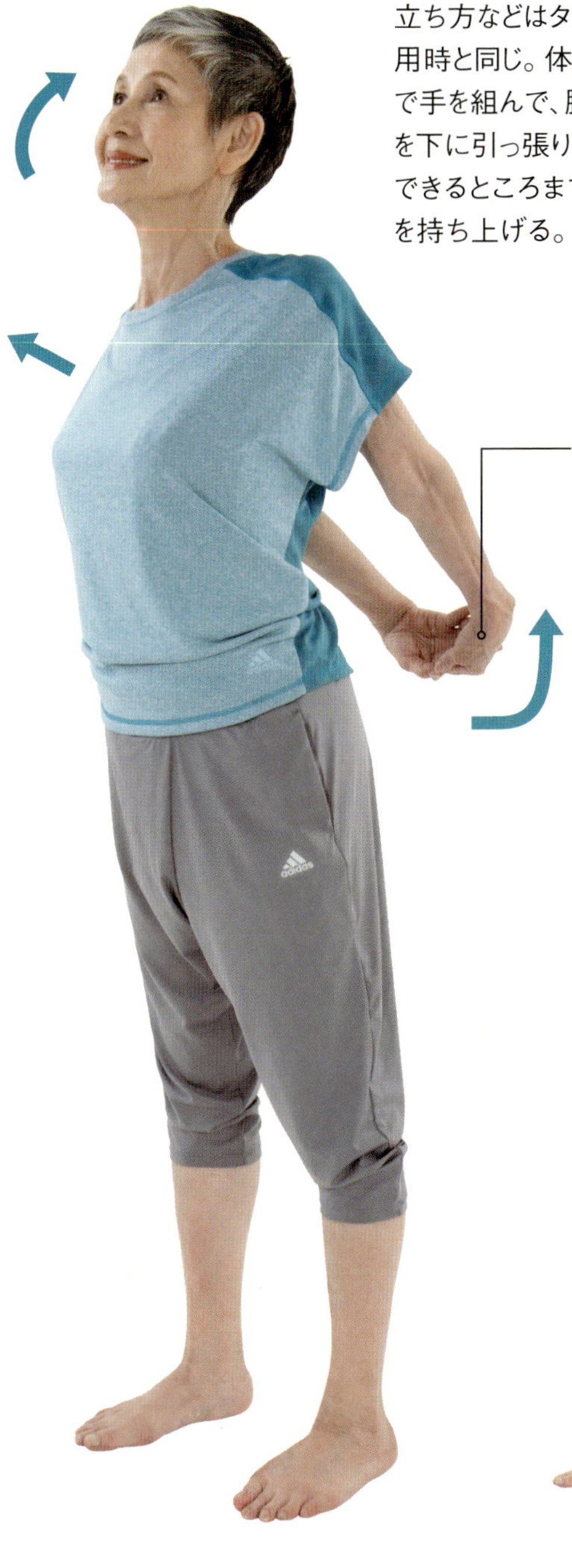

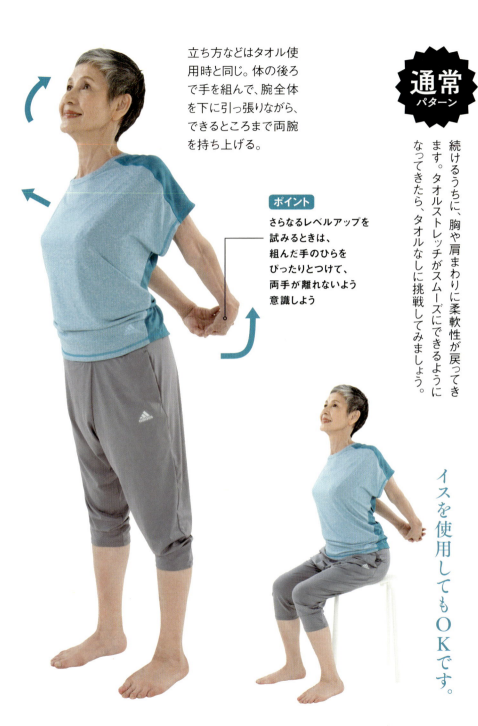

立ち方などはタオル使用時と同じ。体の後ろで手を組んで、腕全体を下に引っ張りながら、できるところまで両腕を持ち上げる。

ポイント

さらなるレベルアップを試みるときは、組んだ手のひらをぴったりとつけて、両手が離れないよう意識しよう

通常パターン

続けるうちに、胸や肩まわりに柔軟性が戻ってきます。タオルストレッチがスムーズにできるようになってきたら、タオルなしに挑戦してみましょう。

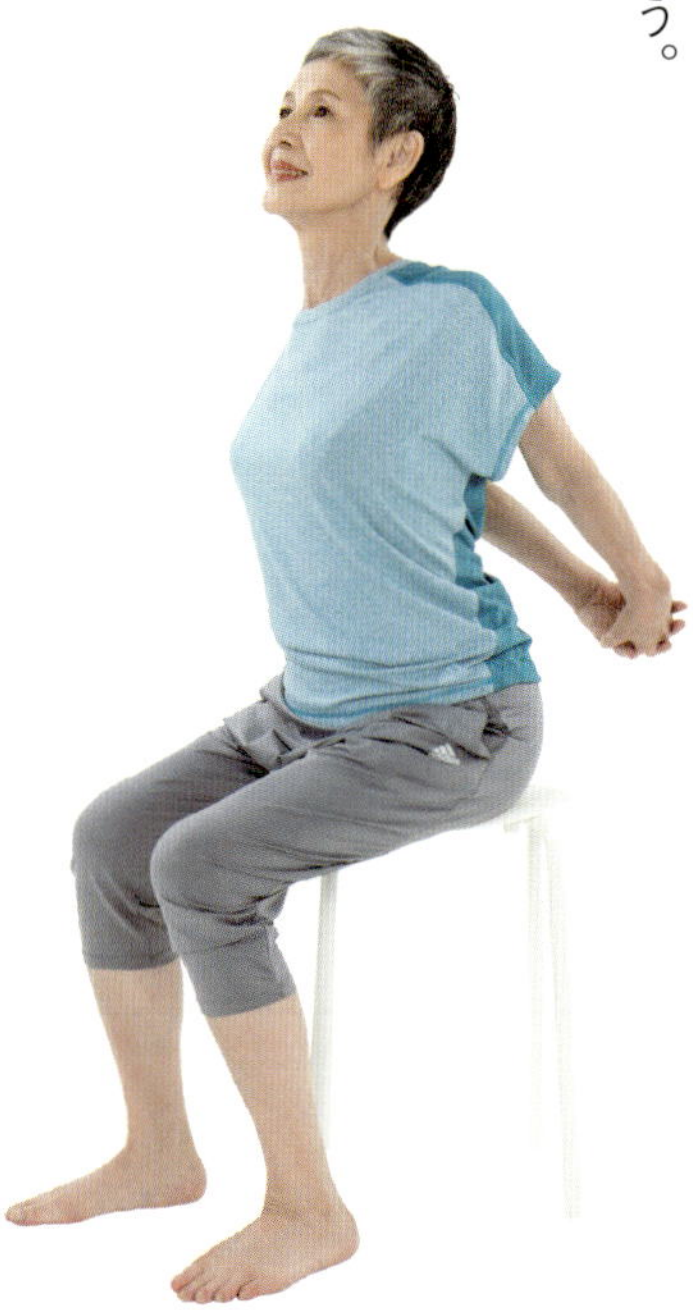

イスを使用してもＯＫです。

背中のストレッチ

あまり動かさない背中にある大きな筋肉を
確実に伸ばしていく

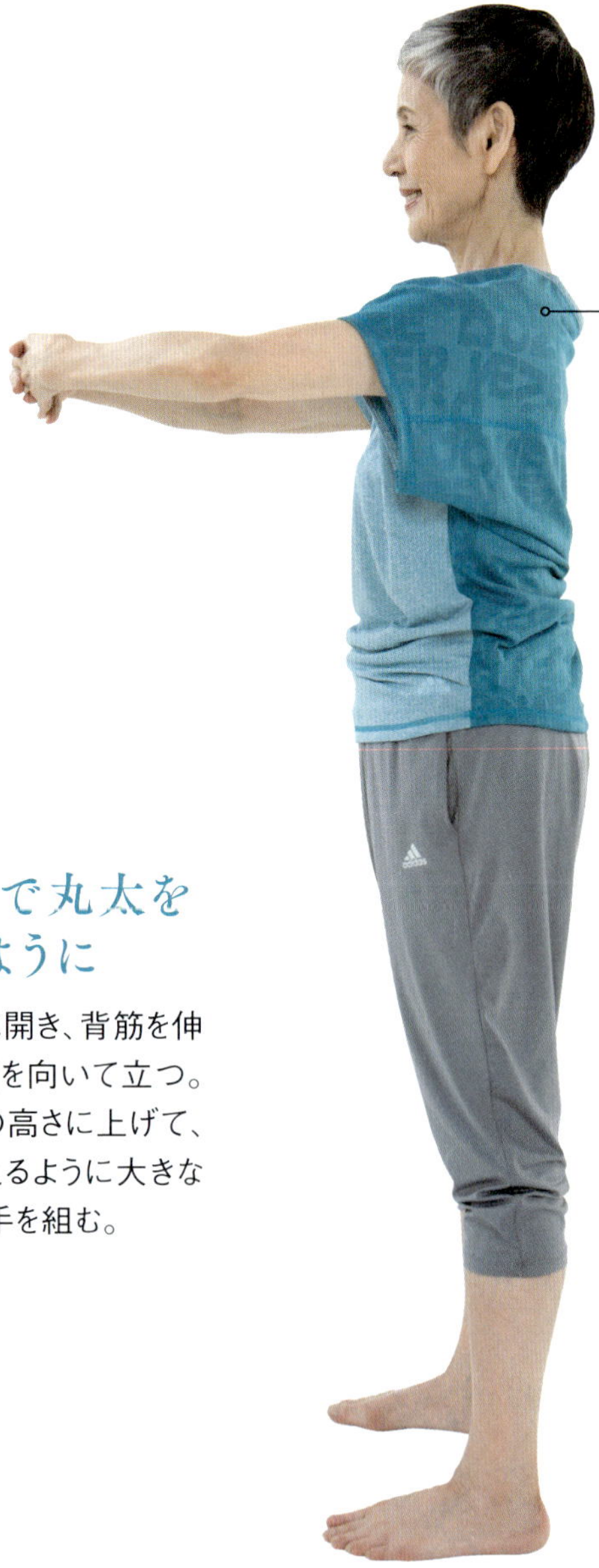

ポイント

肩の力を抜いて、リラックス
姿勢を整え、背筋をピン！

1

胸の前で丸太を抱えるように

足を肩幅に開き、背筋を伸ばして正面を向いて立つ。両手を肩の高さに上げて、丸太を抱えるように大きな円を作り、手を組む。

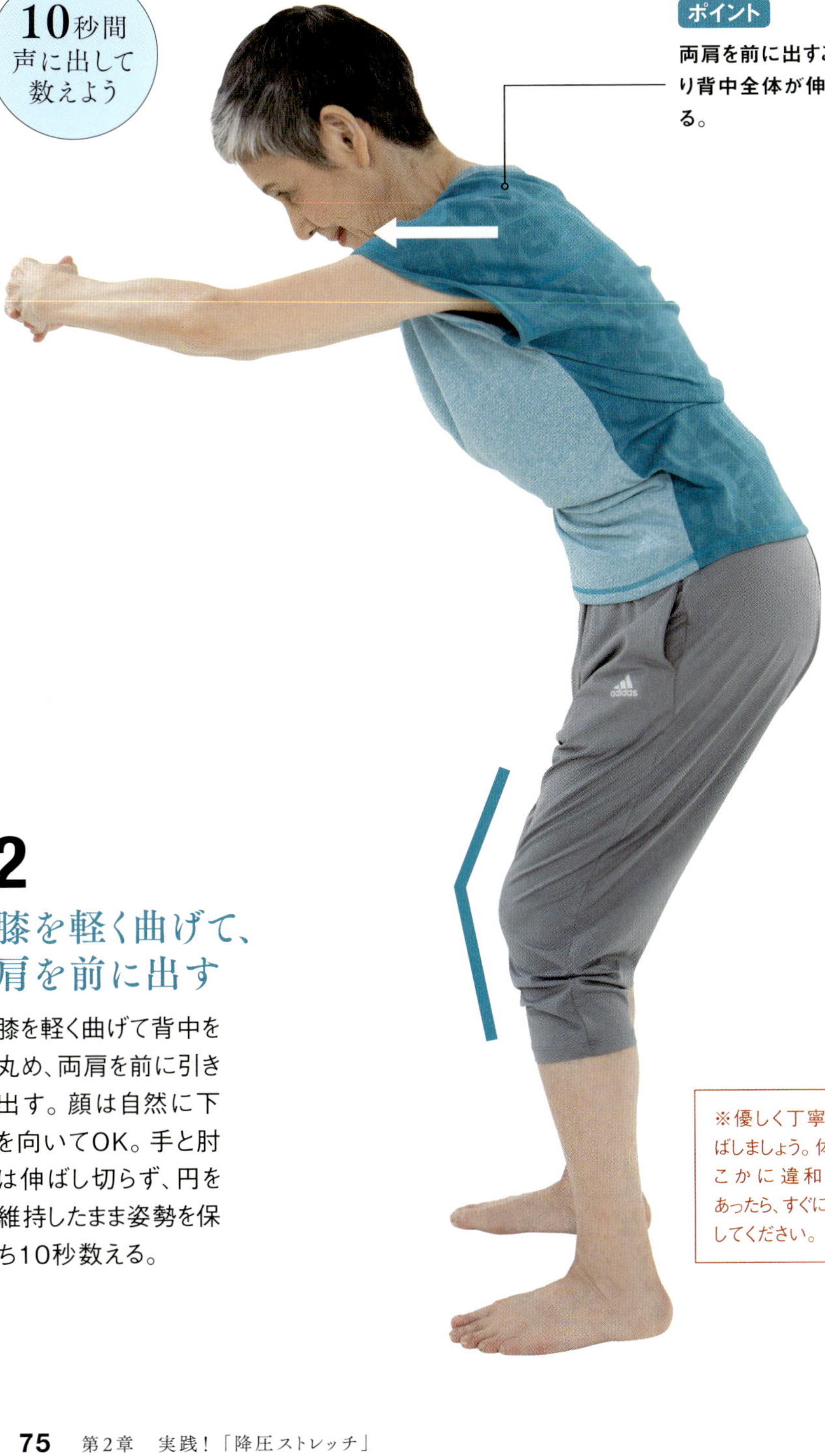

10秒間
声に出して
数えよう

ポイント

両肩を前に出すことで、より背中全体が伸ばされる。

2

膝を軽く曲げて、肩を前に出す

膝を軽く曲げて背中を丸め、両肩を前に引き出す。顔は自然に下を向いてOK。手と肘は伸ばし切らず、円を維持したまま姿勢を保ち10秒数える。

※優しく丁寧に伸ばしましょう。体のどこかに違和感があったら、すぐに中止してください。

立っているのが不安な人は……

イスに腰掛けて行っても大丈夫です。背もたれがあるイスを使う場合は、横向きで腰掛けるようにすれば背中の後ろを自由に使えます。

※優しく丁寧に伸ばしましょう。体のどこかに違和感があったら、すぐに中止してください。

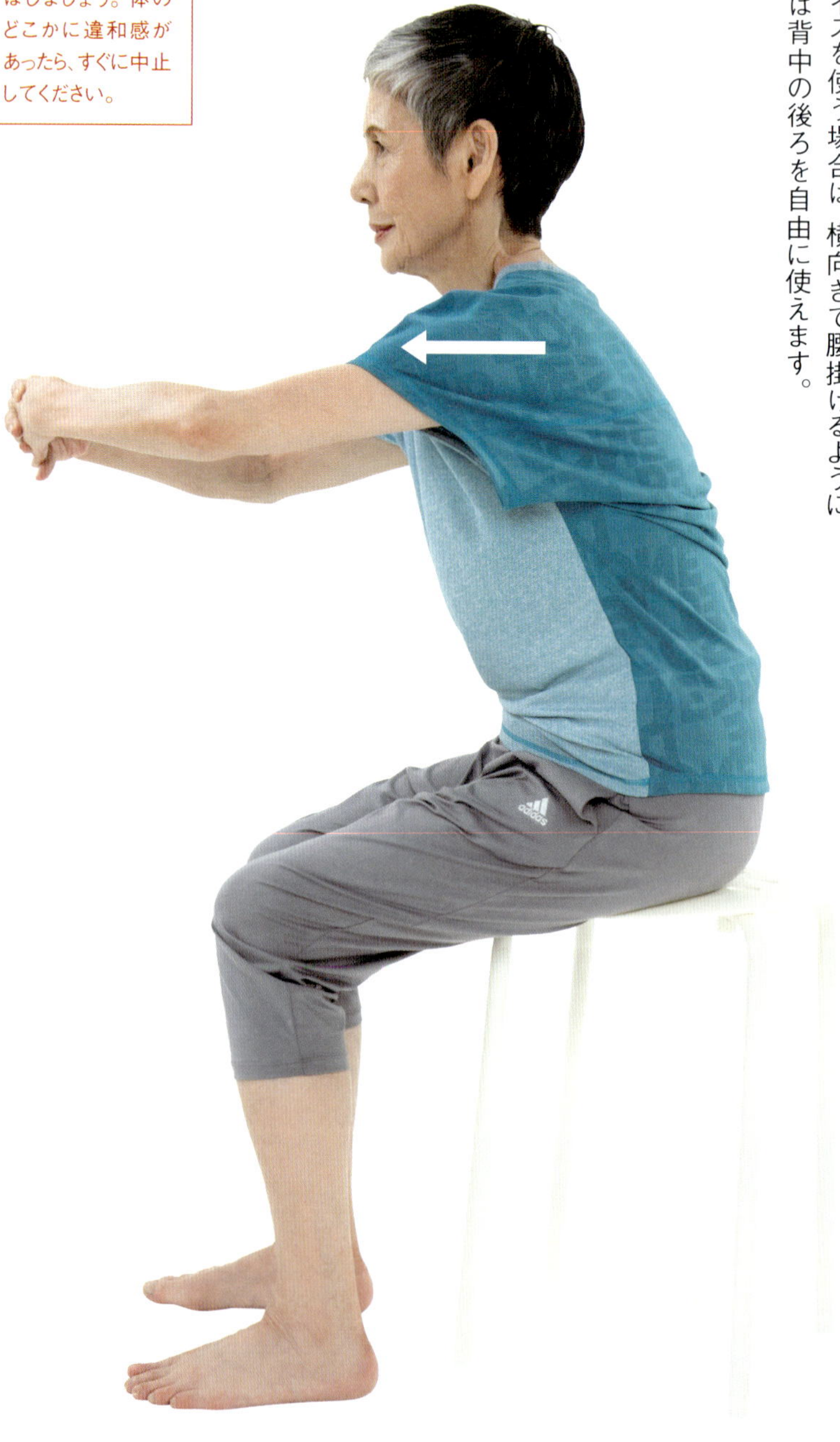

ワンポイント・アドバイス

降圧の要・背中の筋肉は日常的な心がけ次第で、もっと使えるようになる！

血圧を下げるために刺激を入れていきたいのは、背中にある「広背筋」です。

広背筋は、腕の上げ下ろし、姿勢の保持、呼吸の深さなどに強く関係してくる大切な筋肉。にもかかわらず、ガチガチに凝り固まりやすいのはなぜでしょう。

私の考察では、利便性ばかりを追いかける生活様式の変化に影響を受けているからです。時代の移り変わりによって、淘汰されていった日常的な行動というものはたくさんあります。なかでも「布団の上げ下ろし」「はたきがけ」「雑巾がけ」は背中をとてもよく使います。

ベッドを布団に変えろ、毎日タンスの上まではたきをかけて床は雑巾をかけろ……とは言いません。ただ、腕を頭上に上げる動きや腕を広い範囲に大きく動かす動きに意識をもつことで、日常的に降圧効果を引き出すことにつながる、ということをお伝えしておきます。

脇腹ひねりのストレッチ

日常生活でなかなか行わない「ひねり」動作で
新たな刺激を

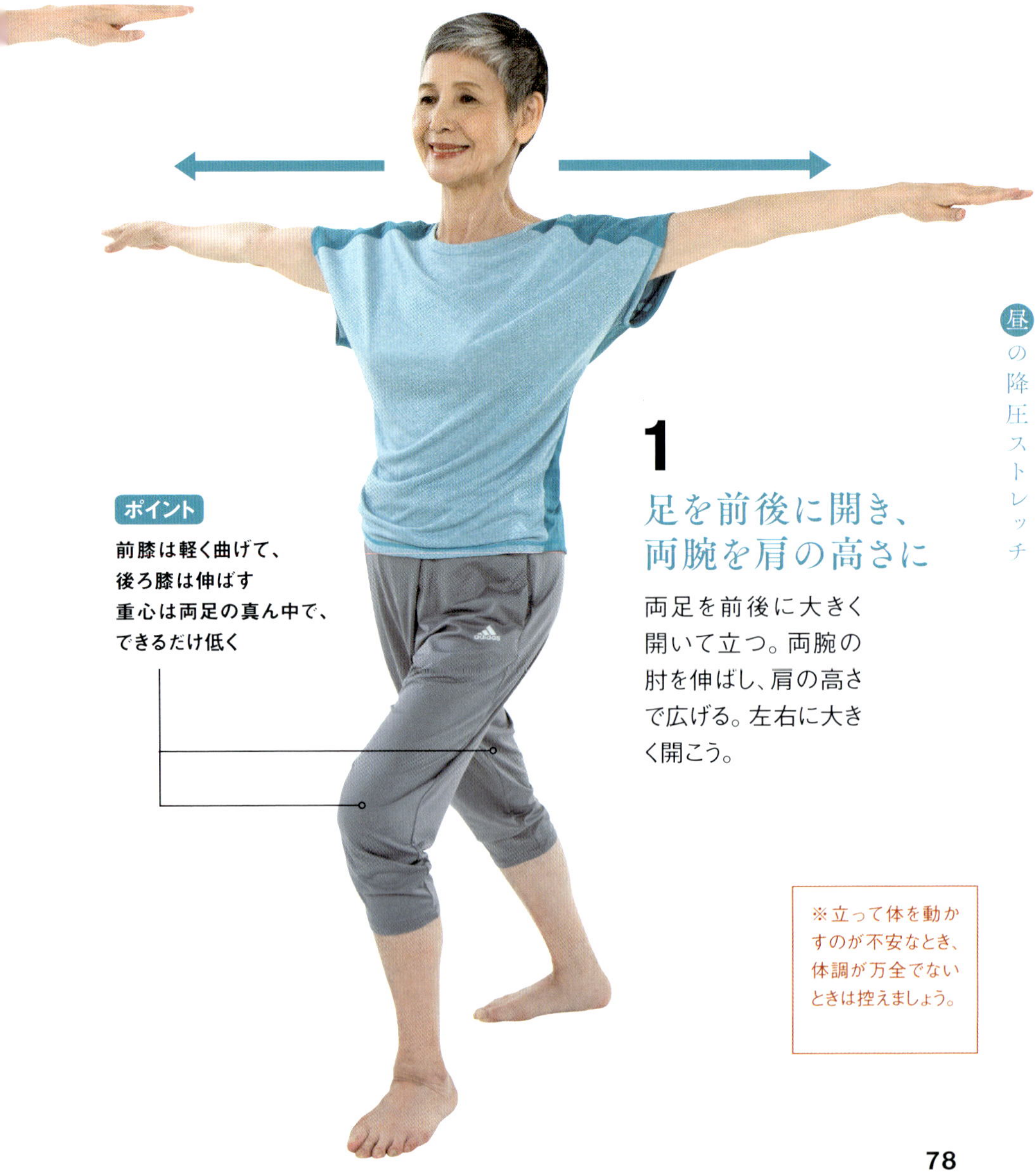

ポイント

前膝は軽く曲げて、
後ろ膝は伸ばす
重心は両足の真ん中で、
できるだけ低く

1

足を前後に開き、両腕を肩の高さに

両足を前後に大きく開いて立つ。両腕の肘を伸ばし、肩の高さで広げる。左右に大きく開こう。

※立って体を動かすのが不安なとき、体調が万全でないときは控えましょう。

左右
それぞれ
10秒間
声に出して
数えよう

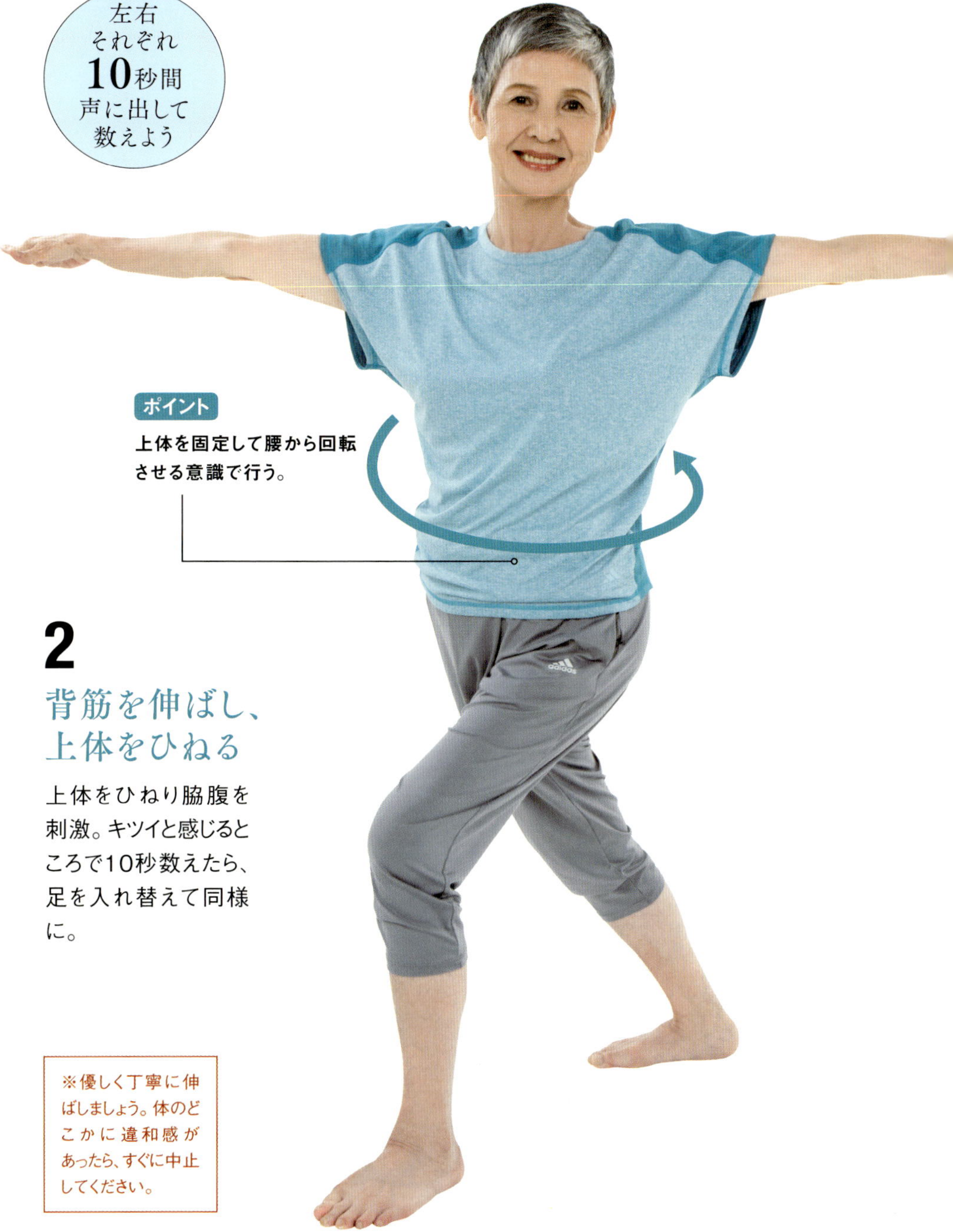

ポイント

上体を固定して腰から回転させる意識で行う。

2

背筋を伸ばし、上体をひねる

上体をひねり脇腹を刺激。キツイと感じるところで10秒数えたら、足を入れ替えて同様に。

※優しく丁寧に伸ばしましょう。体のどこかに違和感があったら、すぐに中止してください。

腰のストレッチ

上半身の背面を全体的に伸ばす。
腰痛予防にも効果的

1

足裏を合わせて座り、手を差し込む

床に座り、足裏を合わせる。両手のひらを上に向け、足首に当てるように脚の下に差し込む。

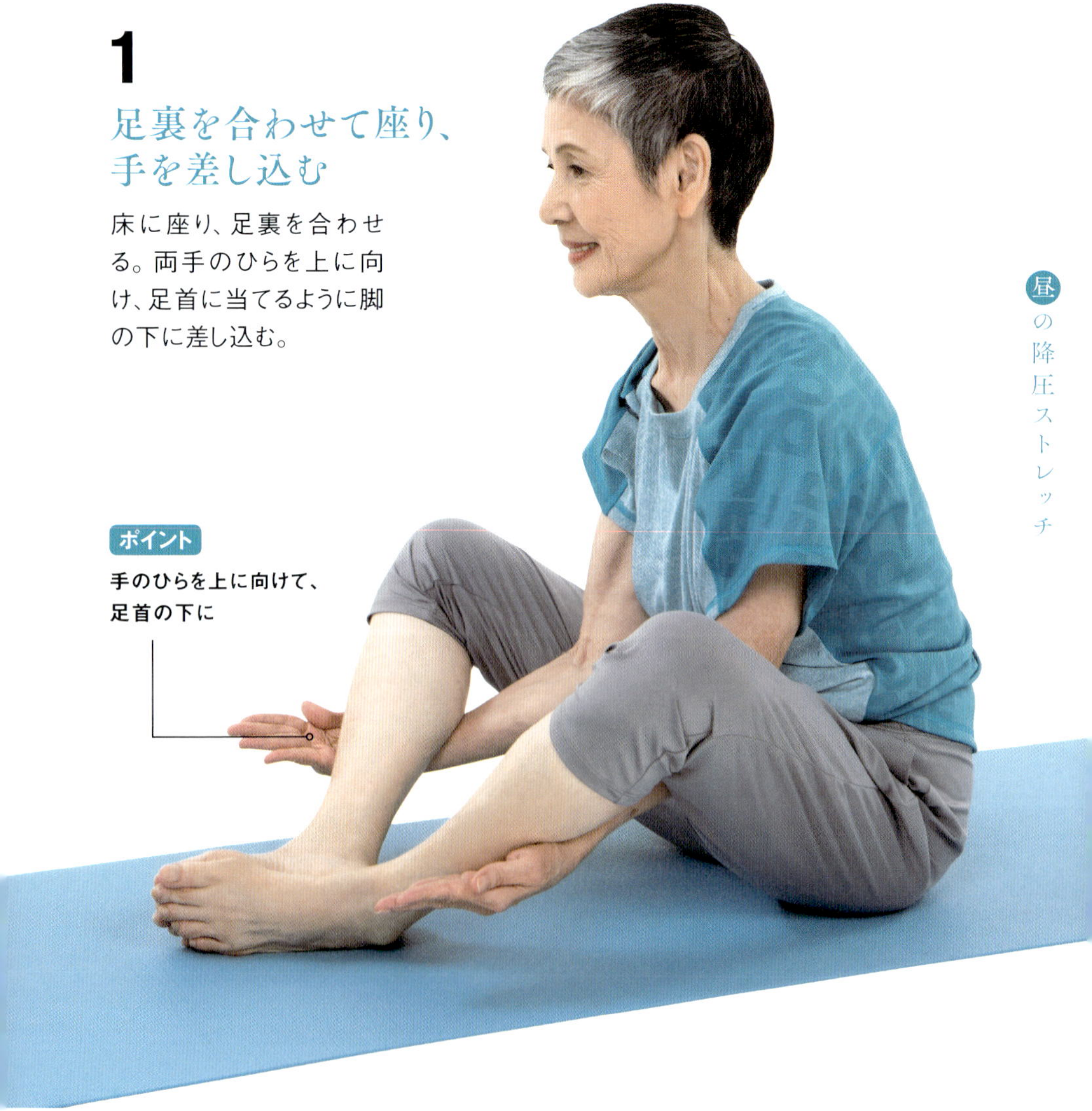

2

両手を持ち上げながら、前屈

差し込んだ両手を上に持ち上げながら、上体を前屈。上半身を床に近づけることで背中を大きく伸ばす。少しキツイと感じるところで10秒数えよう。

※優しく丁寧に伸ばしましょう。体のどこかに違和感があったら、すぐに中止してください。

10秒間
声に出して
数えよう

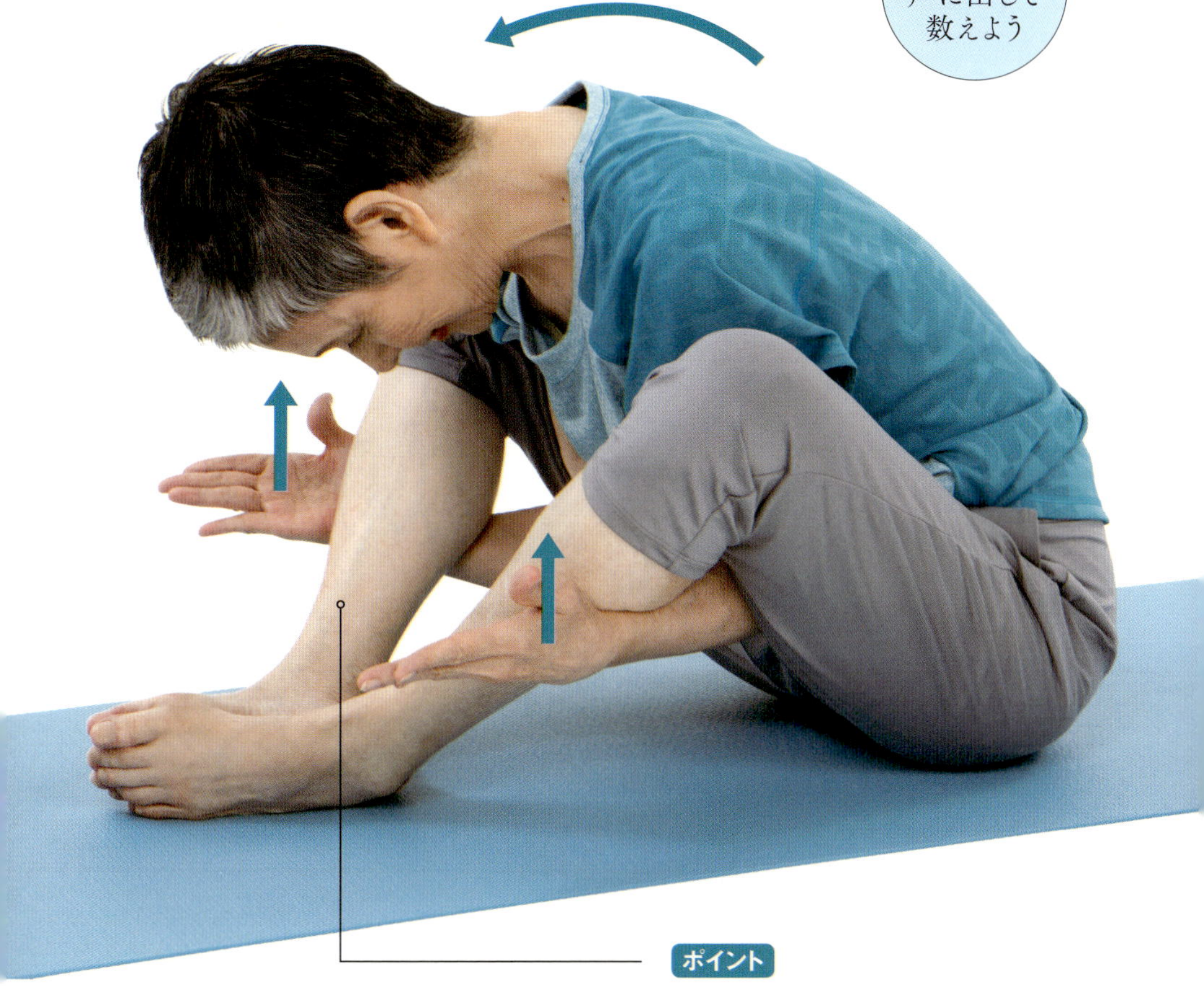

ポイント

手は上に持ち上げるが、脚は閉じない

うつぶせ前面ストレッチ

猫背姿勢により、丸まりやすい上半身の前側を
開く動作で解放

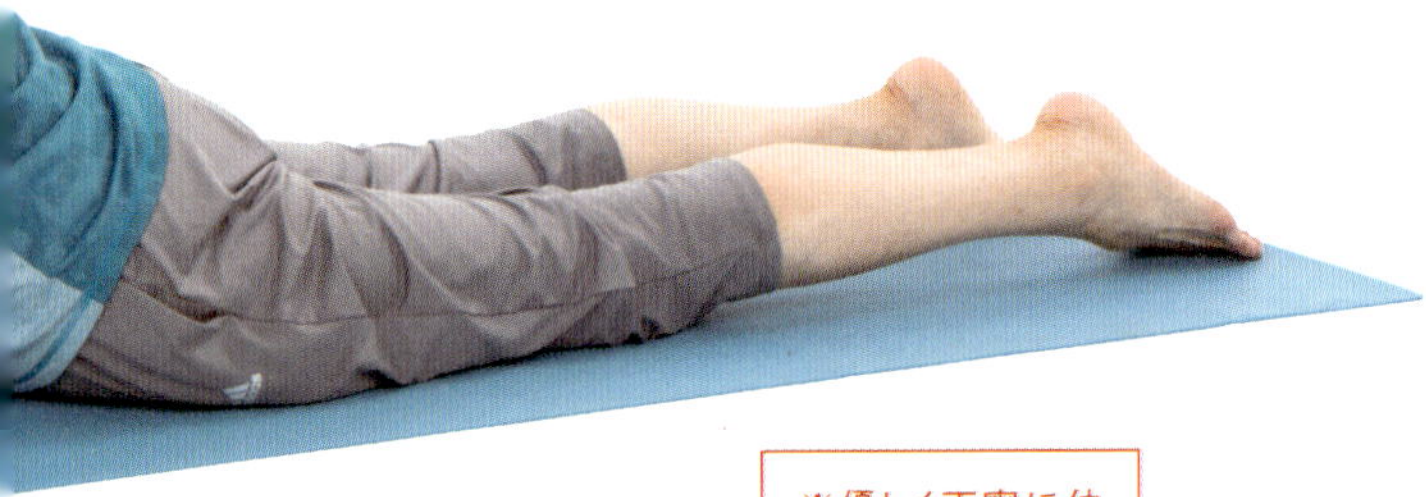

※優しく丁寧に伸ばしましょう。体のどこかに違和感があったら、すぐに中止してください。

2
上半身を反らせ胸を開く

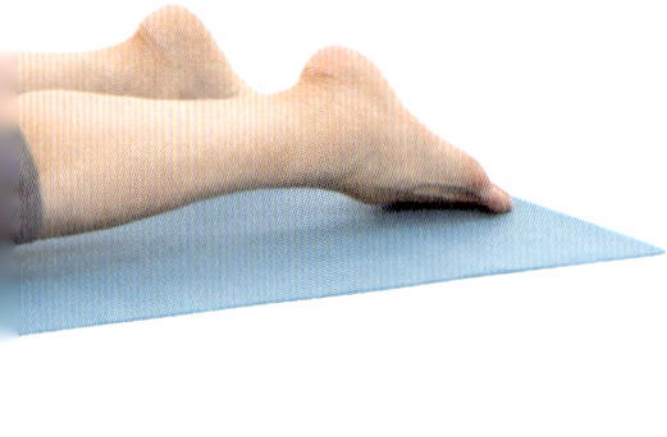

上体を反らせて、頭をおしりのほうへ傾ける。胸を開いておなかを伸ばし、キツイと感じるところで10秒数える。

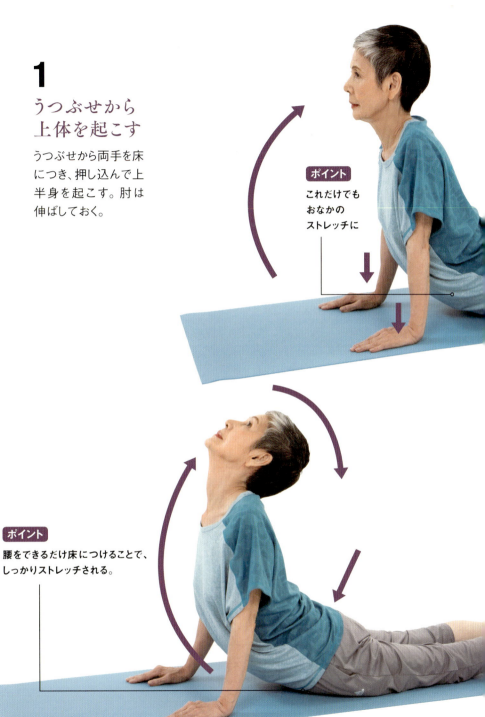

1

うつぶせから上体を起こす

うつぶせから両手を床につき、押し込んで上半身を起こす。肘は伸ばしておく。

ポイント

これだけでもおなかのストレッチに

ポイント

腰をできるだけ床につけることで、しっかりストレッチされる。

表裏エクササイズ

体の前面と背面
それぞれにある大きな筋肉を一斉に強化。
キープできる秒数で自身の成長を可視化する

毎日トライ！
降圧エクササイズ

硬くなってしまった筋肉を伸ばして柔軟性を取り戻すと同時に、強く育てていくトレーニングも取り入れましょう。

1

うつぶせになり、両手両足を持ち上げる

うつぶせになり、両手は肩幅より少し広めに万歳。足も腰幅より少し広めに開いて準備。背面の筋肉を使って、両手両足を床から離す。できるだけ高く、できるだけ長い時間、姿勢を保つ。

裏

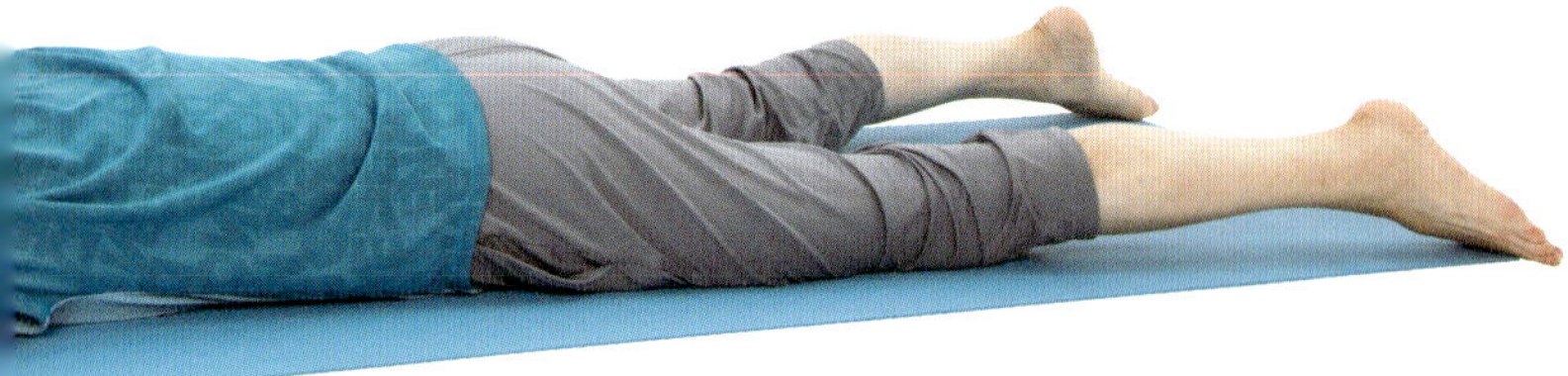

ポイント

足があまり上がらない人は、おしりが弱い
おしりが弱いと坐骨神経痛になりやすい

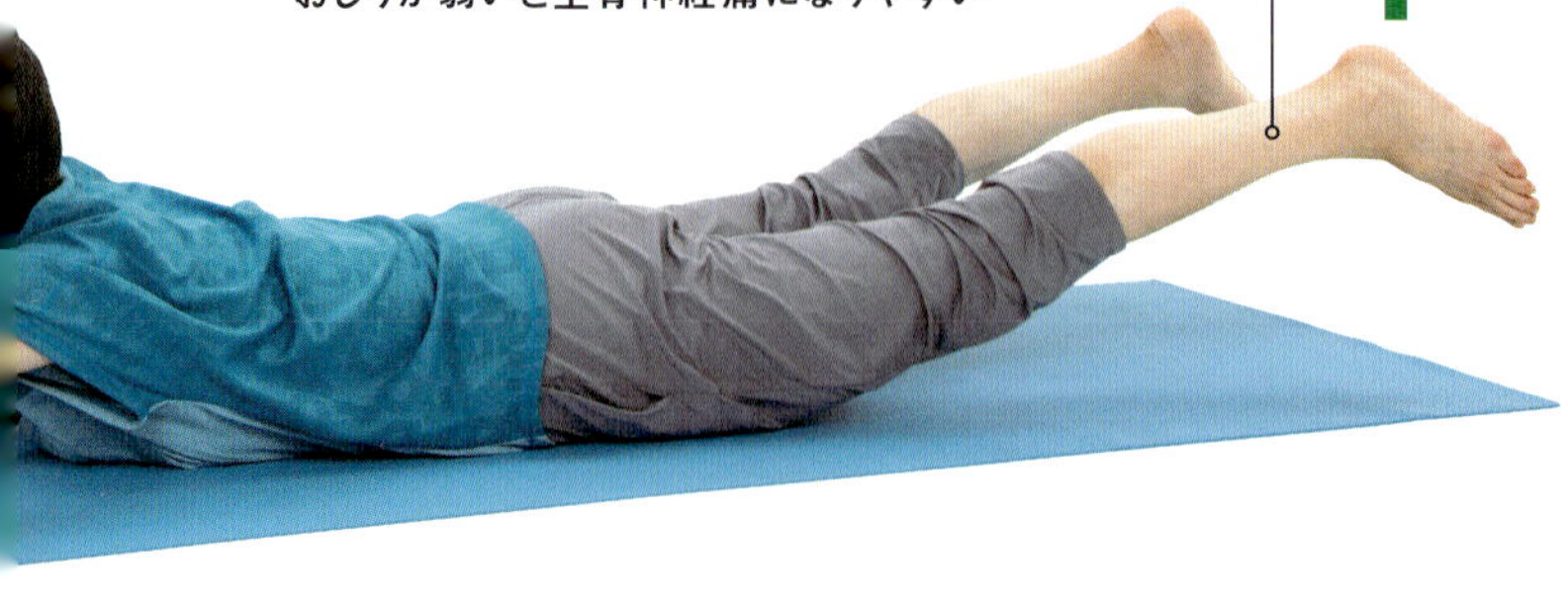

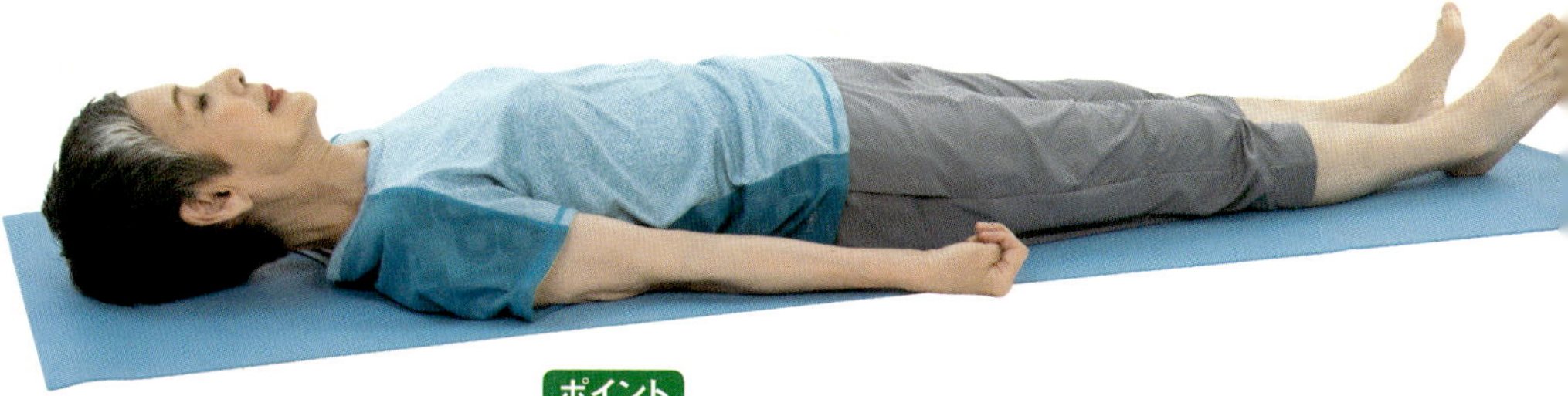

表

ポイント

あお向けで脚がしっかり上がるのは、
腹筋が十分にある証拠
足を床ギリギリでキープすると下腹引き締めに効果的

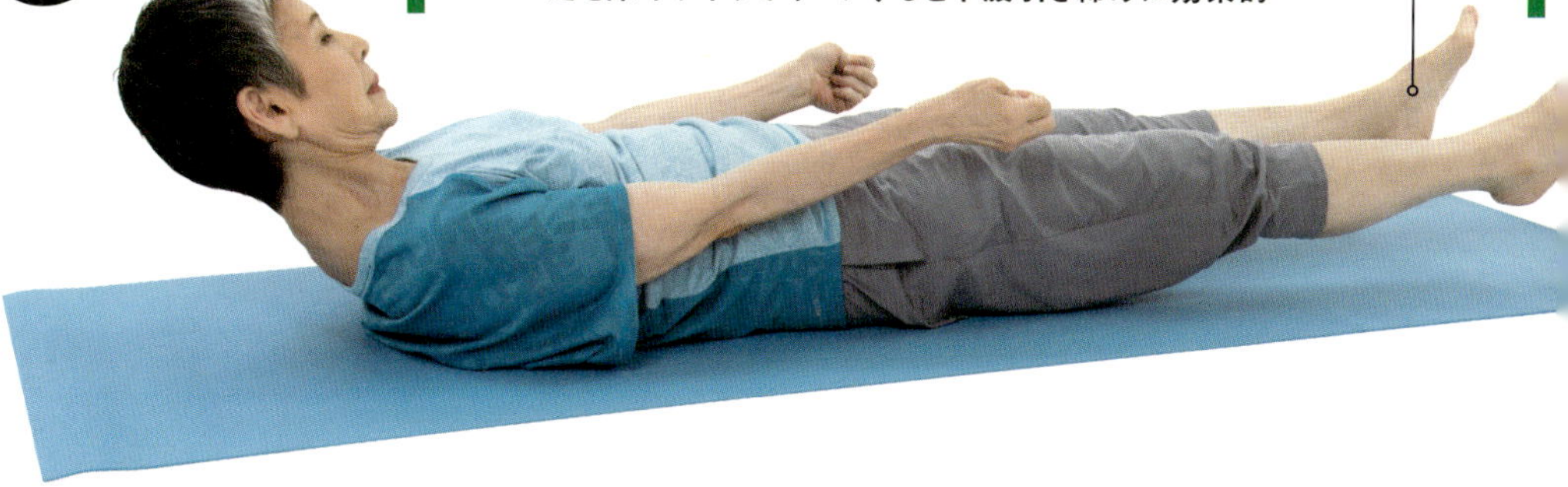

2

あお向けになり、両手両足を持ち上げる

あお向けになり、両手は体から少し離れた位置におく。手のひらを上に向けて、軽く拳を握る。足は腰幅より少し広めに開いて準備。前面の筋肉を使って、首から肩と両手両足を床からゆっくり20㎝ほど上げる。できるだけ長い時間、姿勢を保つ。

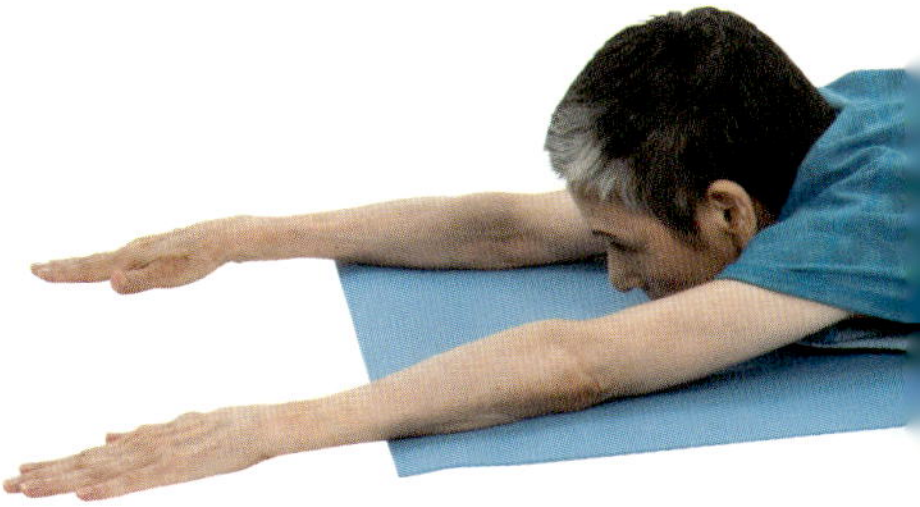

5秒×2セット
から始めて、
毎日継続

少しずつ秒数をのばして
1ヶ月後の目標は……
1分間キープ!

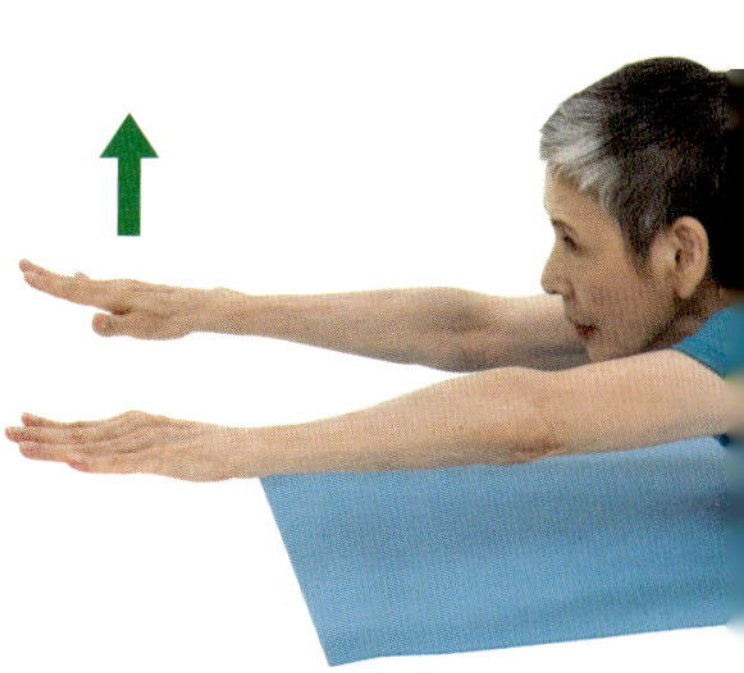

降圧実現のカギは「習慣化」にアリ

筋量の減少、筋力の低下はともに加齢に伴う老化ではなく退化です。これまでもお伝えしている通り筋肉の状態は、年齢に比例するものではありません。いくつになっても使うことで状態を改善することができるのが、筋肉です。

ただ「使う」と言っても、**週1回1時間のキツイ運動をするのではなく、ストレッチを1日10秒でもいいからとにかく始めること、そして毎日続けることが大切です。**

成長のカギは、継続にこそあります。継続するために必要なことは、ただ1つ。それは、**運動を日常生活のなかに組み込み、習慣化していく**ことです。

ところが強い決心のもとで始めた運動であっても、次第に人は飽き始める傾向にあります。それは「新しい変化に抵抗し、いつも通りを維持しよう」とする本能が人間にあるからです。何か新しいことをしようとするとき、脳は大変なエネルギーを使います。

ですから、生命の本質として、脳は「今のままが安心・安全」と感じる性質にあるために、新しい習慣を習得することにはとても消極的なのです。

このように考えていくと「習慣化なんて到底無理だ」と感じることでしょう。それが、簡単にできるんです！

例えば、会社へ行くまでの一連の行動――朝起きて歯を磨く、着替えて食事をする、決まった時間の電車に乗る、職場に向かう途中で新聞を購入し、コーヒーを飲みながらデスクで読むなど、これらは三日坊主になりませんよね。何十年でも続けていられるはずです。

そして、退職をしてもしばらくは同じ時間に目が覚めたりするといった話もよく耳にします。それは、日々を過ごすなかで繰り返しているうちに、自然と身に付けてきた習慣なのです。

実は、習慣化とは「自分が続けたいと思うことを強い意思に頼らず、朝晩のハミガキのように毎日続く状態に導くこと」です。つまり続けたいことが、普通にいつも通りになってしまえば、続いている状態を難なく維持できるようになります。要は、筋トレもダイエットも続かないのは、習慣化の手前だからです。

「降圧ストレッチ」を習慣化された状態に持っていければ、病気知らずの「一生健康」が手に入ります。

【降圧ストレッチの効果実例② 鈴木さんご夫妻の場合】

「薬をやめたいと意思表示すること、大切ですよね」（ご主人・69歳）
「運動の頻度を高めて、血圧も体調も安定しています」（奥様・65歳）

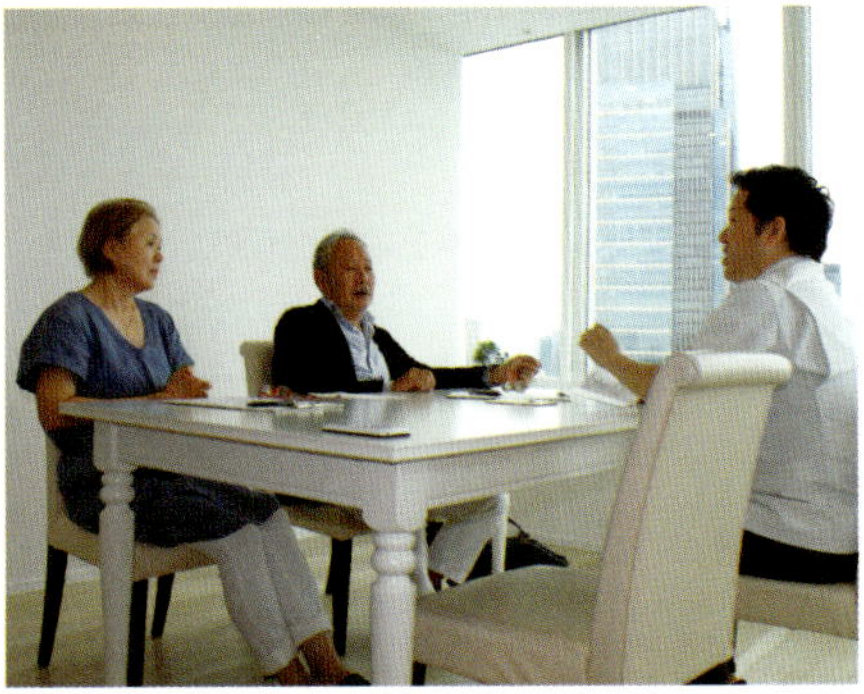

降圧実例の2組目は、薬の中止で本来の血圧に戻った鈴木さんご夫妻の例をご紹介いたします。降圧剤を飲み始めたのは、奥様が先でした。10年前、外出先で強いめまいに襲われたことから、近くの店先の計測器で血圧を測ると200超え。病院に駆け込んで処方された降圧剤を飲み始め、現在に至ります。

「いろいろなことが立て込んでいたときで、精神的ストレスがかなりあった」と振り返る奥様。おそらく一過性のものだったのでしょうが、当時、病院では薬を出す以外に原因追究するようなことは、特にはしなかったそうです。

奥様はその後、降圧剤のほかにコレステロール降下剤、糖尿病治療薬（錠剤とインスリン注射）が処方され、そして肝臓を保護する薬も飲むように。「あまり薬は飲みたくないんですけど」と苦笑い。２年前からジムに通い、週１回程度のトレーニングを続けており、血圧もそこまで高くないとのこと。

「血圧は落ち着いてきている実感があるので、それでも処方されるのは不思議。だけど不安だし、飲まないより飲んだほうがいいのかと思っています」（奥様）

ご主人は、５年前から降圧剤を常用。奥様のすすめで受診、１５０という基準値超えの数値が出たことで、飲み始めたとのことでした。

「それまで血圧なんて気にしたこともなかったんですけど、まあ歳だし飲んでおくかと……。それが今では日課になっています」（ご主人）

私の相談室を訪れたのは、ご家族の提案がきっかけでした。ここ１、２年で両親が急激に衰えたと感じた娘さんが、飲み続けている薬の副作用を疑ったそうです。

降圧剤を飲んで、奥様は１１０〜１２０、ご主人は１３０〜１４０。元気で明るいお二人なので、それでも衰えたと感じるということは血圧を下げすぎているのではというのが、私の第一印象でした。

ご意向を伺うと「飲まなくていいなら飲みたくない。一度やめてみて、様子を見たい」とご夫婦。翌朝からやめて、測定記録をつけ始めました。奥様はコレステロールの薬も翌朝からお休みに、血糖は医師に「薬をやめるための目標設定」を確認することをお願いして継続（後日、明確な目標設定ができたとご報告がありました）。

お二人とも運動習慣がおありなので、1日5分のストレッチをプラスすることと、それぞれに運動の頻度を高めることと、食事への留意を指導いたしました。

早い段階でかかりつけ医に相談。承諾を得て、実施していきました。1週間が経ち、見られた変化は数値の上昇（奥様130〜140、ご主人150〜160）です。とはいえ、気

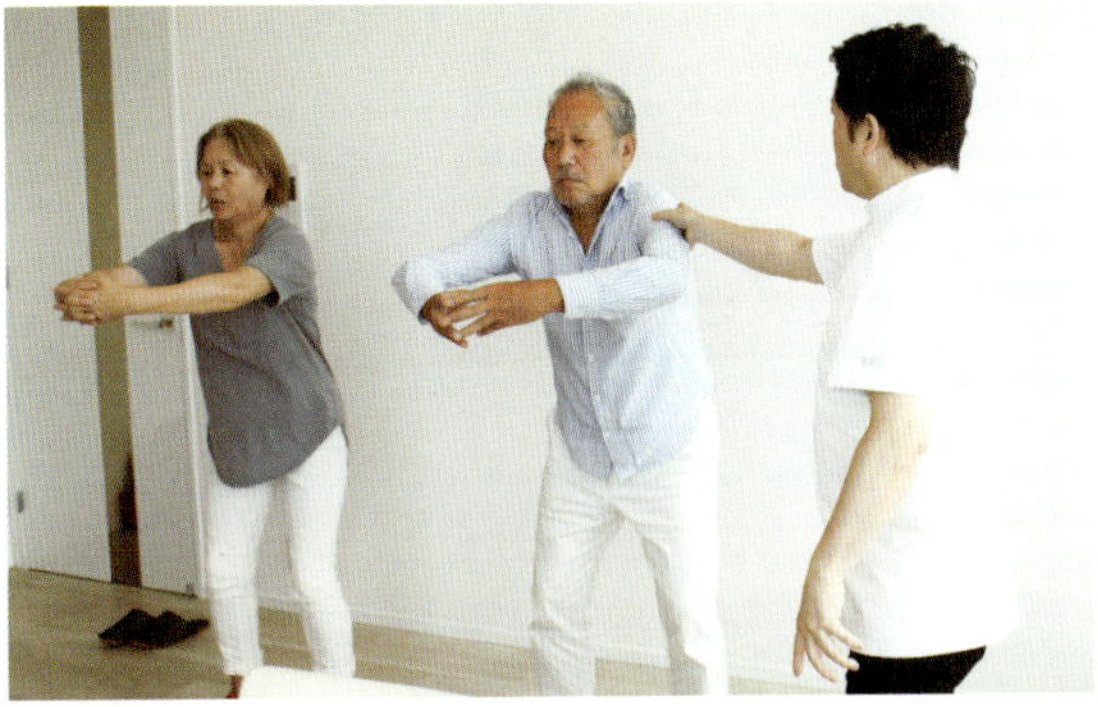

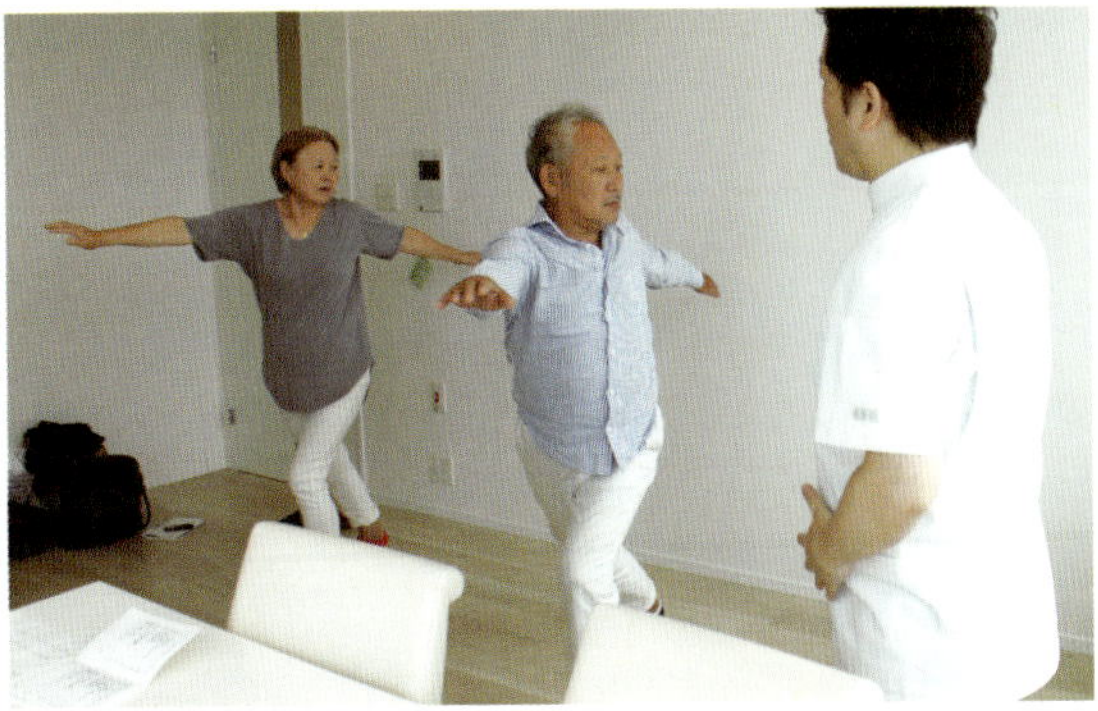

になる症状も不安もないとのことでしたので、そのまま継続。1ヶ月後も同様の数値で安定しています。

ジム通いを週2～3回に増やした奥様は「血圧はもちろん体調が良くなりました。ストレッチで、ガチガチだった背中や肩がほぐれてきましたね」と効果を実感。ご主人は「調子いいです。お医者さんも協力的で、やってよかった。薬をやめたいという意思表示は大切ですね」とおっしゃっていました。娘さんからも「以前の二人に戻ってきた感じがある」との声が届いています。

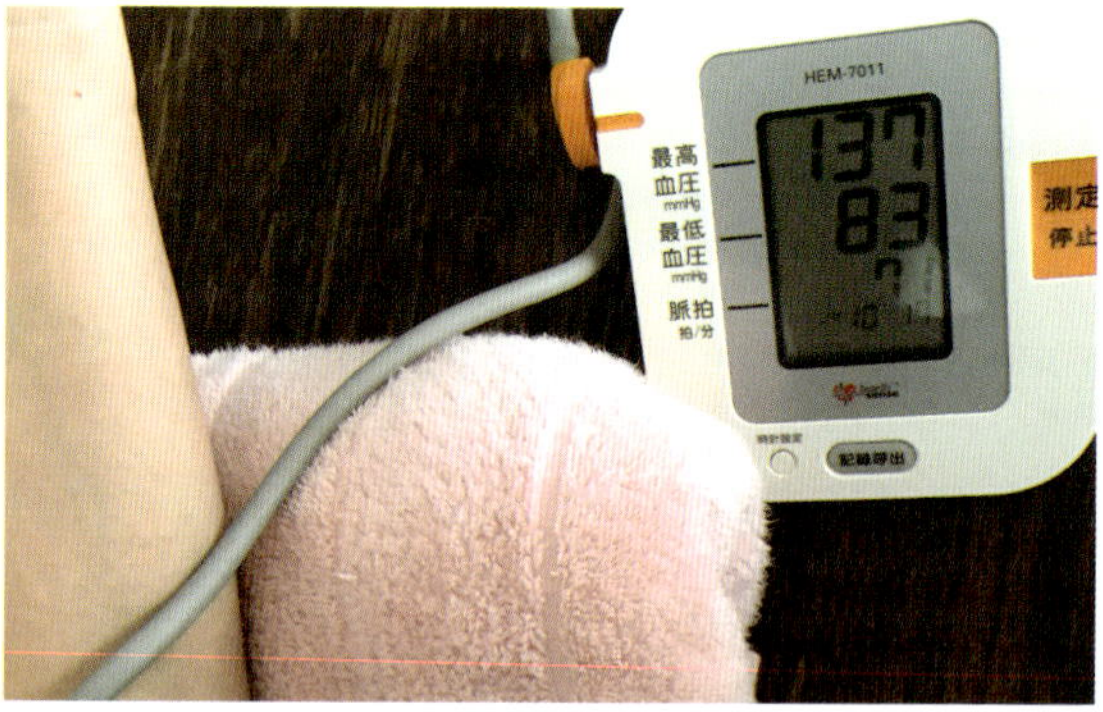

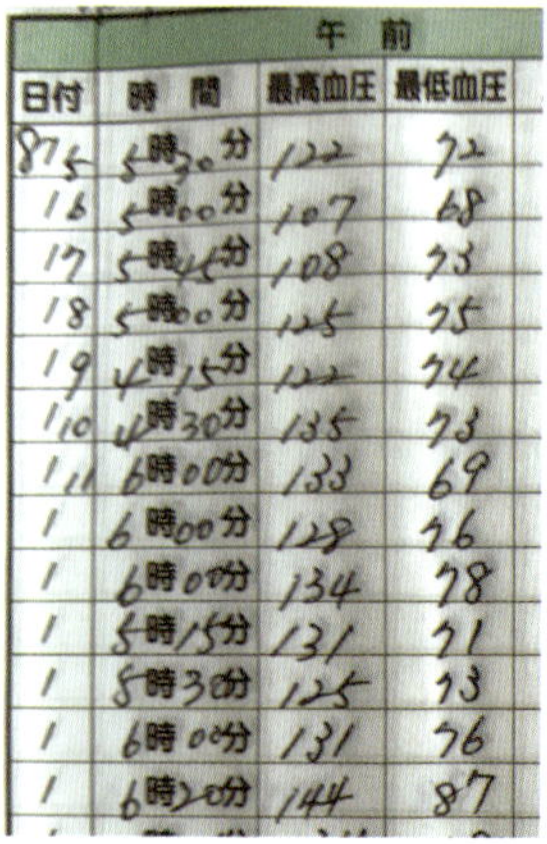

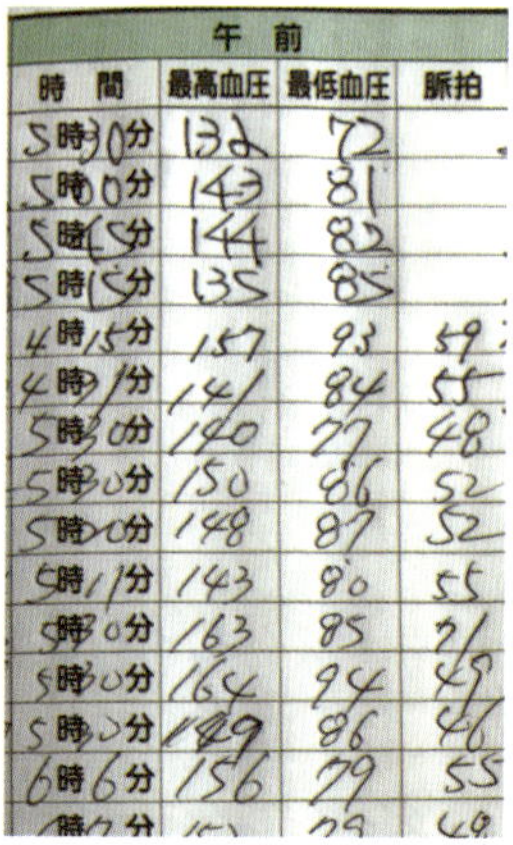

本書は、血圧を「下げる」ための本ではありますが、薬をやめることで数値が上がった（薬で下がりすぎていたのが自分本来の数値に戻った）方もいらっしゃいます。血圧には、人それぞれの個性があるということの現れです。数値に踊らされるのではなく、ご自身の体調をよく観察し、問題がなければ、それが〝あなたにとっての正常値〟だということなのです。

私にとっての〝正常値〟がわかりました

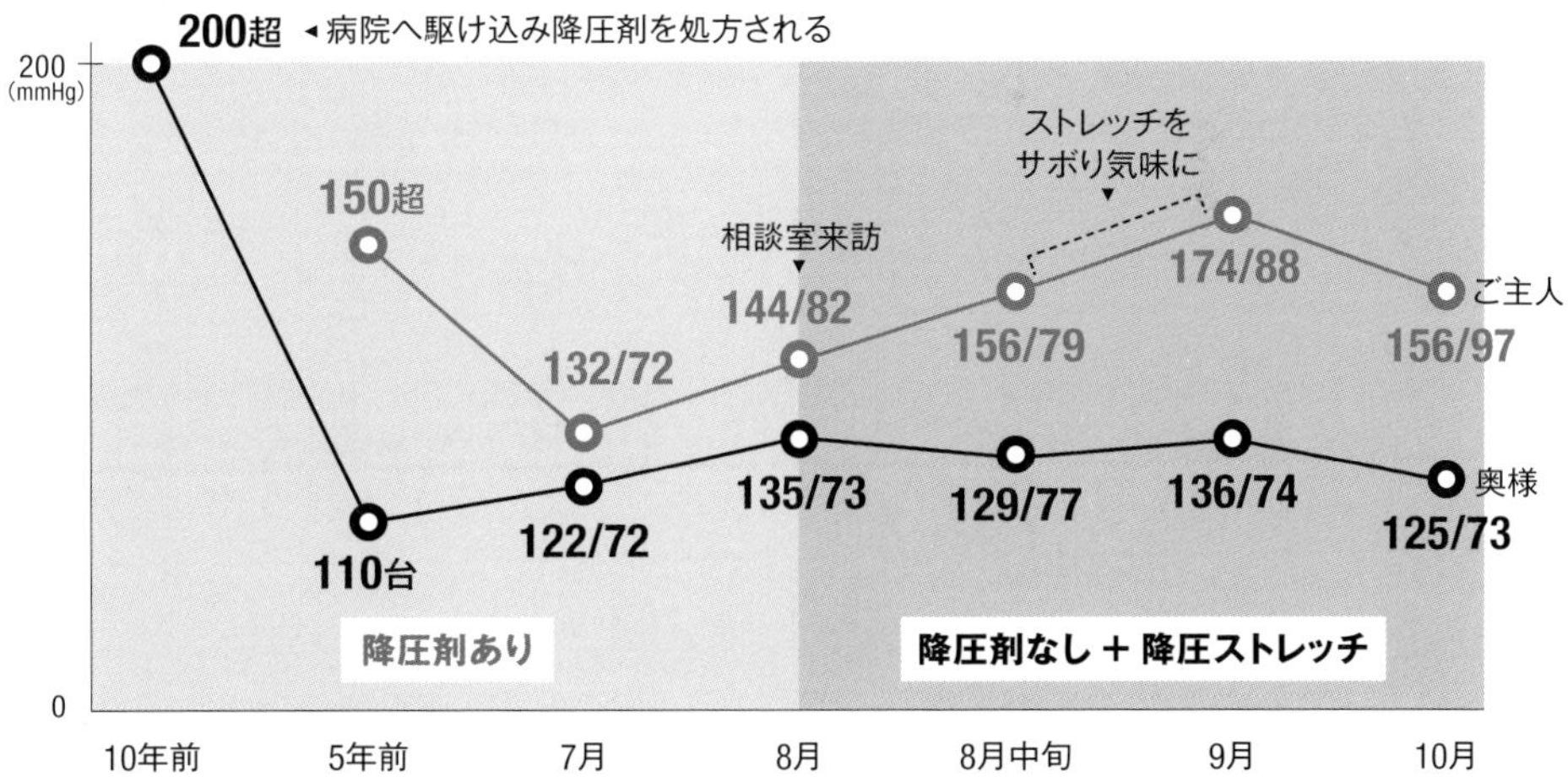

※降圧剤の服用により、血圧を落としすぎている状態にあったご夫妻。薬をやめたことで、それぞれにちょうどいい数値で安定していましたが、ご主人はストレッチをサボってしまい一度、かなり数値が上がっています。再開後は、再び安定してきました。

わずか1分！ その場で降圧できるツボ押し

ストレッチと合わせて、皆さんにぜひご紹介したい降圧法があります。それは「ツボ押し」です。

ストレッチは習慣的に行うことで、筋肉を通じて肺と心臓にアプローチし、血圧が上昇しにくい体質に整えていくことが目的でした。一方で**ツボ押しは、脳に直接働きかけます。即効性があり、**場所も選ばず、いつでもどこでも、その場で降圧効果を得ることを目的としています。端的にお伝えすると、「肉体的な原因には降圧ストレッチ」、「精神的な原因には降圧ツボ」が適しています。

先ほども少し触れましたが、ツボ押しには脳内の「本能」を直接刺激して、自律神経が調整されることで血圧をあるべき状態へと誘う効果が認められています。

▼降圧ツボの特性と、注意点

ツボ押しは、精神面からの血圧上昇に効果を発揮します。直接、自律神経を調整し

ツボで血圧が下がる仕組み

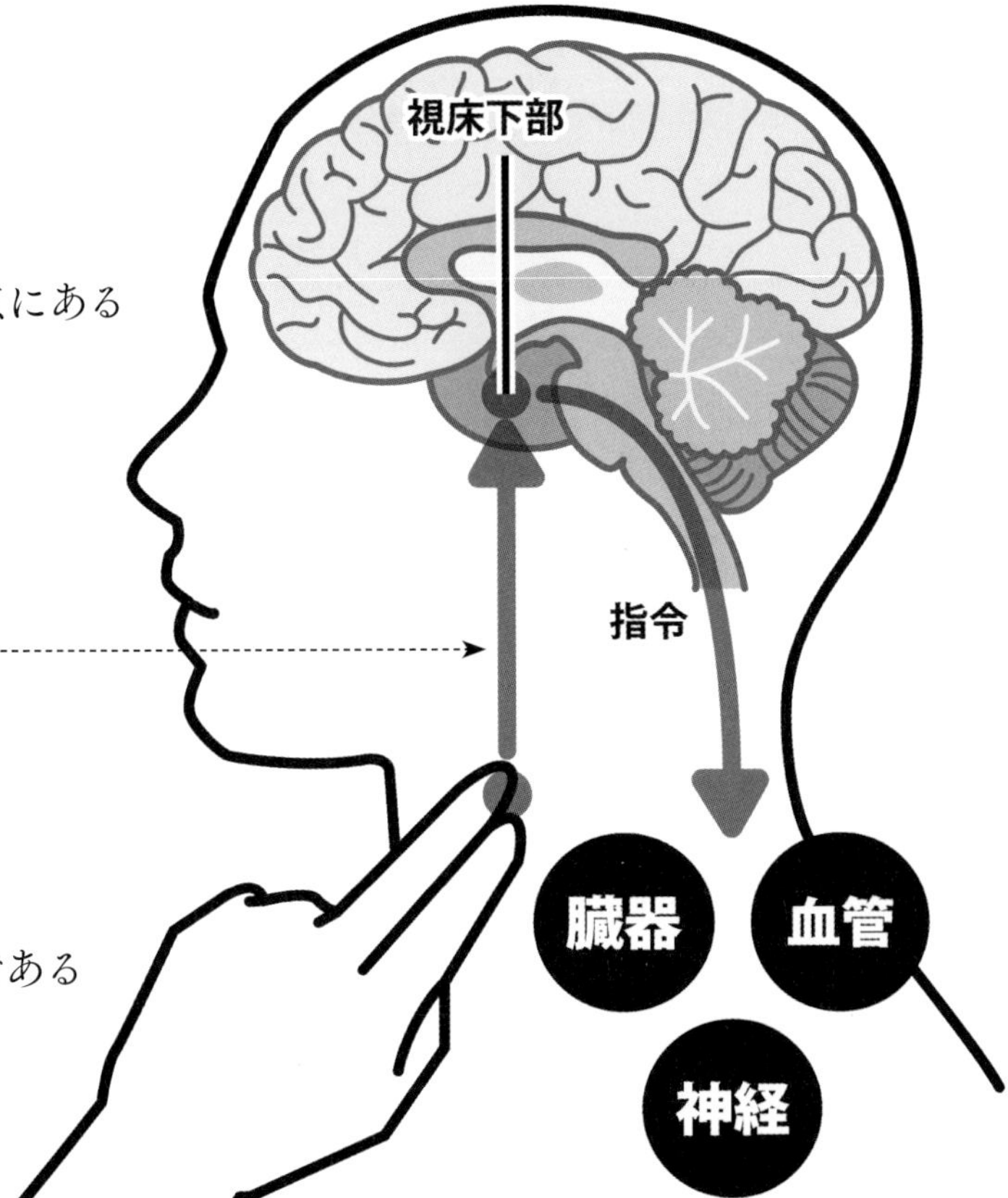

1

神経の交差点にある
ツボを押す

▼

2

神経を通じて
脳の司令塔である
視床下部へ
信号が届く

▼

3

視床下部から指令が出て
自律神経が血圧を調整する

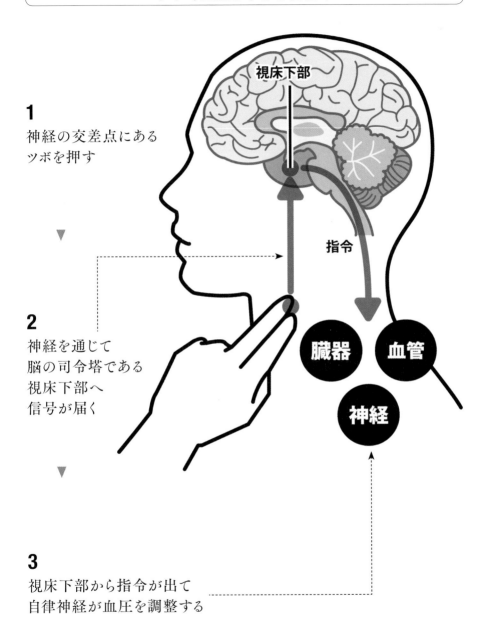

て血圧を下げるので、イライラやストレスなど精神面からくる血圧上昇の抑制に役立ちます。また、硬くなった筋肉が原因で血流が悪くなり、高血圧になっている場合にも素早く効果が現れますが、時間の経過とともにまた戻ってきます。あくまで一時的な対症療法なので、体質からの改善には、やはり降圧ストレッチが有効です。精神面はツボ、肉体面には降圧ストレッチ。血圧に関してはこう覚えておいてください。

即効性があるため、ツボを押した後は急激に血圧が下がることもあります。**行う際には、必ず座って押すこと。そして、決して力を加えすぎないことを厳守してください。**

▼ツボ押しが効く仕組み

脳は全身に末梢神経を張り巡らせて、あらゆる情報を集めては体に異変が生じていないかを常にチェックしています。その神経が重なり合っている、いわば「神経の交差点」がツボです。

神経が集中しているところは、それだけ交通渋滞も起こりやすくなります。**運動不足により筋肉が萎縮していると、神経のネットワーク情報も滞りがち。**渋滞を改善しながら、脳への情報伝達をスムーズにするための**交通整理がツボ押し**、となります。

皆さんも、一度は経験があるのではないでしょうか。ツボを押すと「ツーン」と、響くような感じがありますよね。神経に触れている証拠です。

刺激を受けた神経は、すぐ脳に情報を伝えます。受け取るのは、脳の中心にある司令塔「視床下部」。自律神経の中枢であり、体温や血圧の調整、食欲のコントロールなどを司っているところです。

情報をキャッチした視床下部は、そこに異変を感じた場合、すぐさま修復命令を下します。血圧が下がる仕組みとしては、そこで自律神経の働きが改善されて血圧を調整し、最も自然な状態に落ち着かせる、ということ。降圧剤で強制的に下げるのとは異なり、ツボ押しによる副作用などはありません。

西洋医学の薬学を研究していた私が東洋医学のツボ押しに目を付けたのは、自律神経が不調に陥ったときに、西洋医学では為す術がなかったからです。自律神経に働きかける薬は、存在しません。

しかし、あるとき「ツボ押しは体中にある末梢神経を介して脳の自律神経にアプローチできる素晴らしい方法」であることに気がつきました。そして研究を続けるなかでわかってきたのは、**ツボは体を健康に戻すスイッチ**であるということです。

例えば「胃が痛い」と感じるのは、胃の不調を脳が知らなかったため。胃粘膜に起きた異変の情報を、胃は末梢神経を通じて脳に伝えようと試みるも、交差点付近で交通渋滞にはまってしまい伝達がそこで滞っていた——そのため、胃は本人に痛みで不調を知らせるのです。

ですから、ツボ押しで交通渋滞を解消することで、素早く「胃の異変」情報を脳に知らせ、脳から修復指令が出て、胃がもとの健康な状態に戻るのです。高血圧に関しても、薬を飲むほどではないけれど気になる症状が出ている、数値が気になるといったときには、ツボ押しをおすすめします。

うまく押すことができさえすれば、即効性はバツグン。1分程度で症状も落ち着いていきますが、時間の経過とともにもとに戻ります。

正しくツボ押し、できていますか？

「うまく押すことができれば」と条件をつけたのには、ワケがあります。実はツボを正しく押せる人は、あまりいないからです。

ツボ押しは、手軽にできる健康管理術としてよく紹介されています。やったことがある、という方も多いのではないでしょうか。しかし、それでどこまで効果実感があったかという話になると、手を挙げられる人の数が途端に激減するのです。

声を大にして言いたいのは、実感を得られないのはツボ押しに効果がないからではなく、押し方に問題があったから。**適当な場所を適当に押すのでは、当然ながら効きません。**場所をきちんと捉えていても、力任せにグイグイ押すのもＮＧです。やさしく、丁寧に押すことを心がけてください。

ツボを探すとき、頼りにするのは骨です。ツボは神経の交差点にあります。神経は骨に守られるようにしてその裏側を通っています。探すときは**骨をたどっていき、骨**

の内側に指をもぐらせるようにして「ツーン」と響く感覚があるところがツボです。詳しくは102ページからの解説を参照してください。

骨のないところにツボがある場合は「○○から指幅△本分」などの説明を参考にしてください。いずれも押してみると響く実感が得られるはずです。

ツボ押しの優れているところは、押す強さを調整できるところです。耐えられないほどの痛みはかえって逆効果になりますが「痛い！」の**一歩手前のイタ気持ちいい強さで5秒間押すことで、最も効果が得られます。**

毎日、同じ場所のツボを押していくと、その日によって気持ちいいと感じたり、痛いと感じたりすることがあります。健康状態の管理にも役立てることができるのです。

近年では、ツボ押しによる効果が認められ、医療の現場でも活用していこうという動きがあります。実例報告を2つ、紹介します。

▼肩こりに悩む女性に対し、ツボとストレッチによるプログラムを実践したところ、

対象者全員の肩こり感が軽減し、ストレスホルモンと言われるコルチゾールの濃度が低下した（関西鍼灸大学紀要2,30-36,2005）

▼不眠に悩む入院患者に対し、就寝前にツボ刺激（神門、百会。冷えのある人には足三里と曲池を追加）を行ったところ睡眠時間が平均89分延長し、熟睡感が上昇した（日本東洋醫學雑誌56（別冊）,218,2005）

この動きは日本だけに見られることではありません。世界的にも医療効果が認められています。ＷＨＯでは神経痛やめまい、眼精疲労などの47疾患に対するツボ刺激の有効性を認め、２００６年には３６１ヶ所のツボの位置に関する世界基準が確定されました。

薬では作用できない脳の自律神経に直接働きかけ、即効性もある。お金もかからず、自分でできる。**ツボ押しこそ究極の医療**なのではないかと思うほどです。

正しいツボの押し方

強いほうが効く、という思い込みから力まかせにツボを押すと、筋肉が硬直して、その奥にあるツボをうまく押せなくなり、効果が得られなくなります。確実に効果を出すためには、正しい押し方を覚えましょう。

また、急激に血圧が下がることもあるため、必ず、座って行いましょう。

▼ツボ押しのタイミング

血圧が上がりそうな時間帯、すぐに下げたいとき

血圧が上がりやすい朝、今日は特に高いな、と気づいたときにツボを押します。動悸や息切れ、急なほてりを感じたときにも、自律神経を安定させるツボを刺激しましょう。いつでもどこでも、その場でできるのがツボ押しの良いところです。

ストレスを感じて、血圧が上がりそうなとき

病院で長時間待たされて、イライラしている状態で血圧を測定したために、高い数値が出てしまった経験はありませんか？　このようなときにこそ、すぐさまツボを押して、心身をリラックスモードに切り替えましょう。

▼5秒ずつのリズムに合わせる

押すときは、ゆっくり息を吐きながら少しずつ力を加えます。時間にして、5秒間。口から細く長く、フーッと息を吐き続けます。息を吐き出すことによって副交感神経が優位になり、血圧が下がりやすい状態を作ります。

離すときは、ゆっくり息を吸いながら少しずつ力を抜いていきます。こちらも5秒間、鼻からたっぷり吸い込んで、肺に新鮮な空気を送り込みます。

▼どのツボも1ヶ所あたり5回ずつ

ツボ押しは、神経の交通渋滞を解消して不調を脳に伝えるためのものですから、10回、20回押しても意味がありません。5回も押せば十分です。正しい位置を丁寧に、ゆっくり5回という心がけを忘れずに。

ツボを押すとき

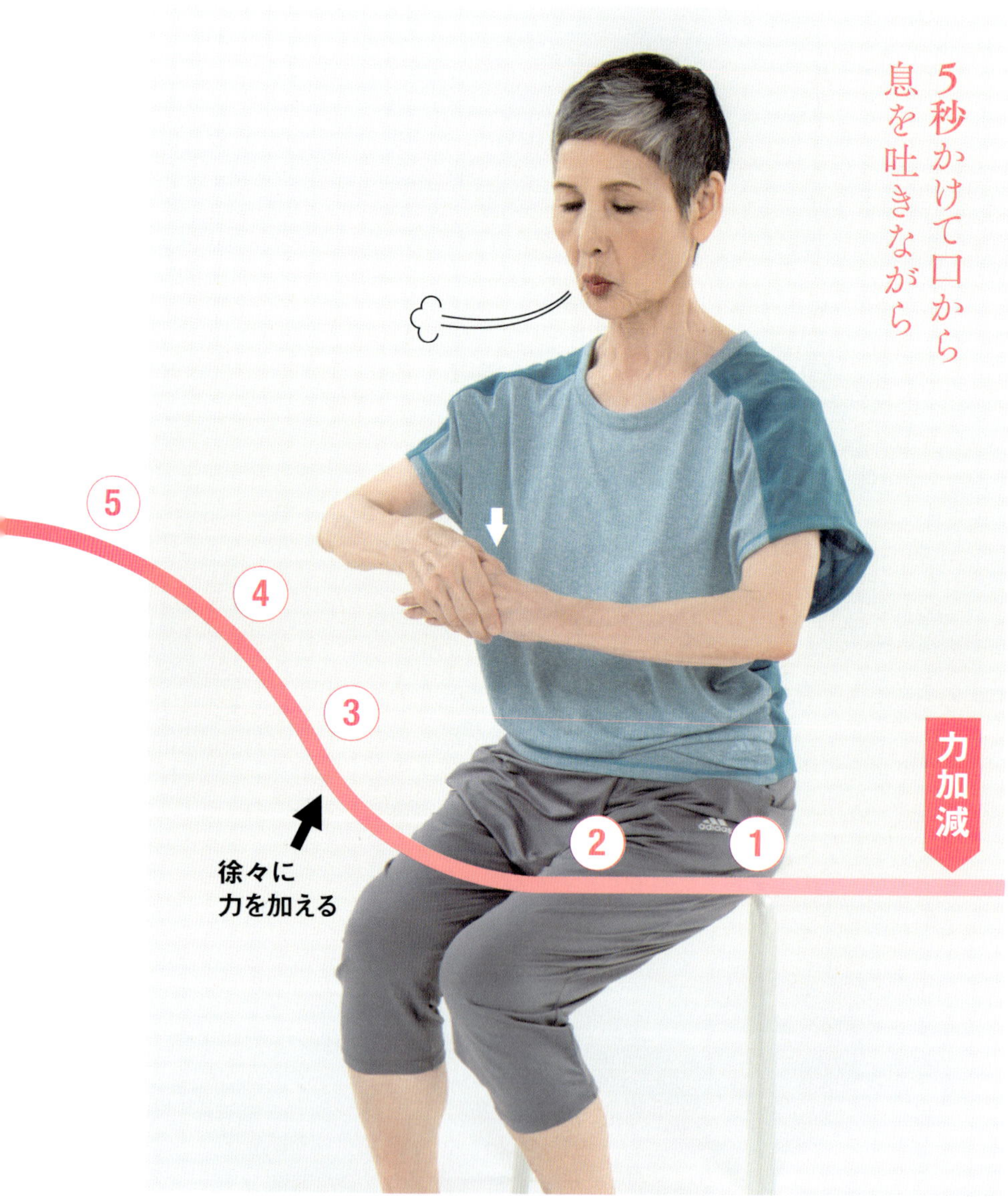
5秒かけて口から
息を吐きながら
5
4
3
2
1
徐々に
力を加える
力加減

力を抜くとき

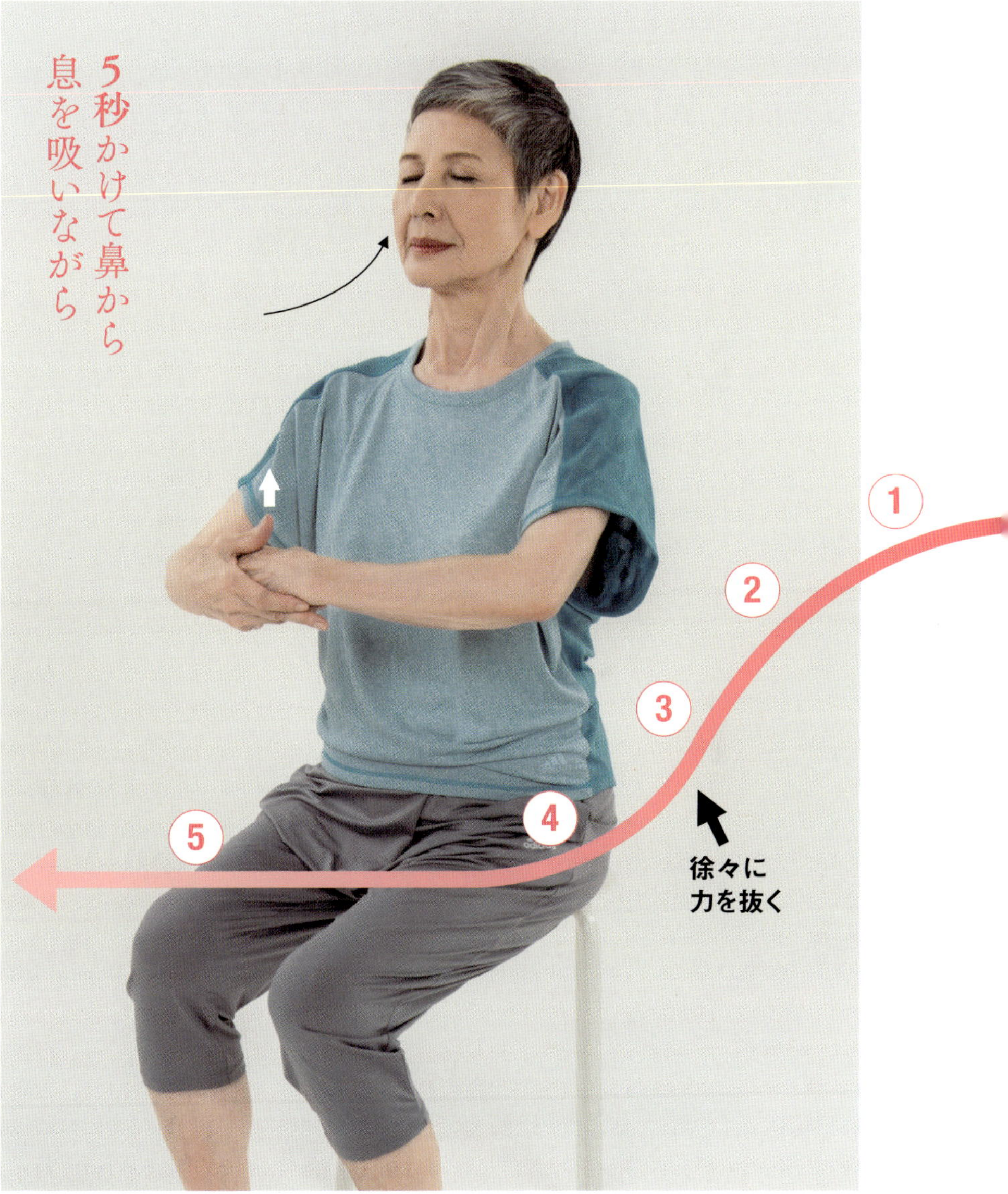
5秒かけて鼻から
息を吸いながら
1
2
3
4
5
徐々に
力を抜く

注意! 慣れないうちはツボを正しく捉えられなかったり、力の加減がわからず、めまいを起こしたり気分が悪くなる人もいます。念のため、安全な場所で腰掛けて行いましょう。

降圧のツボ「人迎《じんげい》」

血圧を下げる効果が最も高いツボ。
喉仏の左右両側にあります。
いつでもどこでもすぐにできるように、ここは覚えておきましょう。

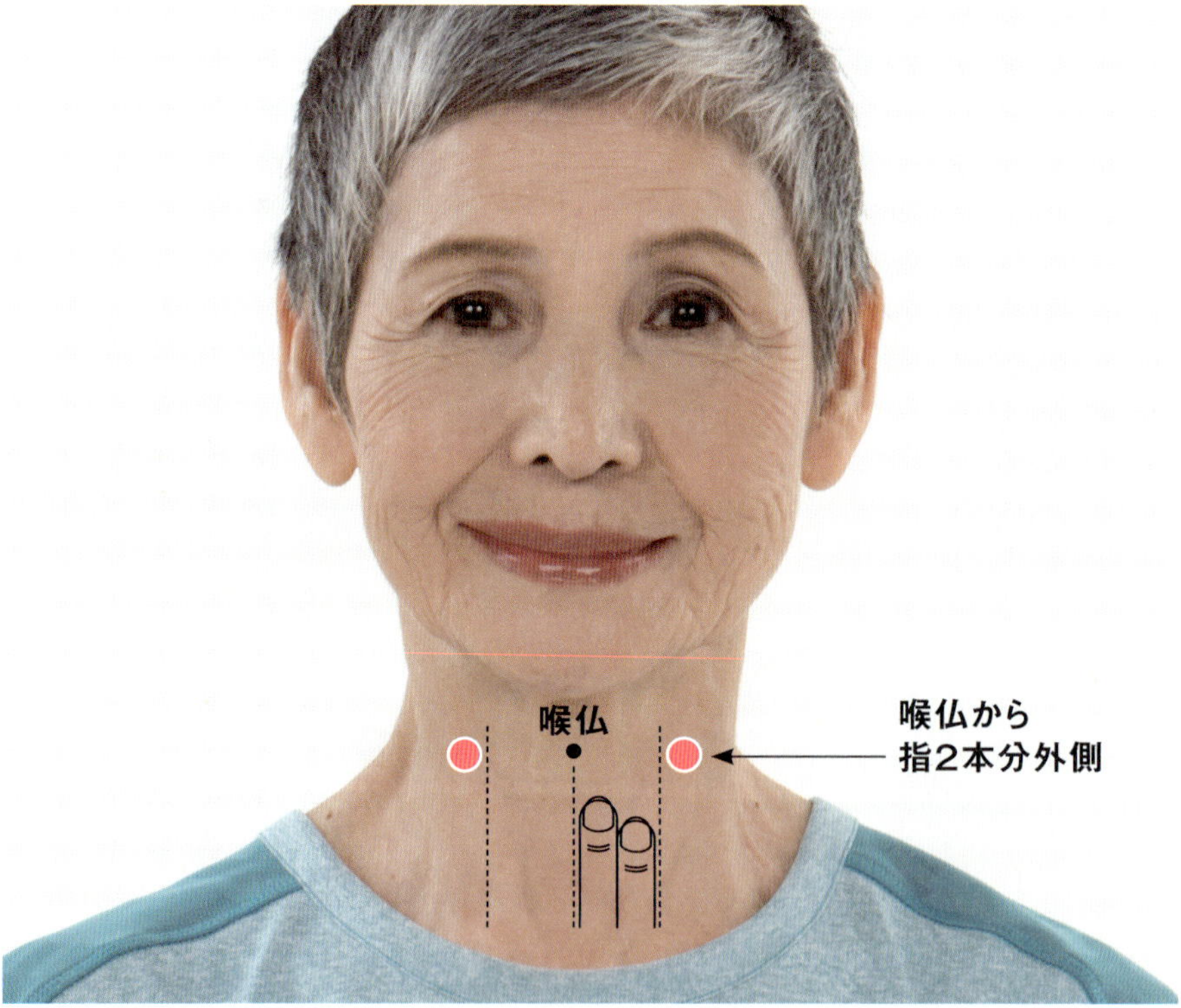

見つけ方

まず、喉仏の位置を確認します。喉仏を起点に、左右両側に指2本分離れたところにあるのが「人迎」のツボ。指を押し込むと、ドクドク脈打っているのがわかります。

◎必ず安全な場所で、座って行いましょう。また、決して力を加えすぎないよう、注意してください。

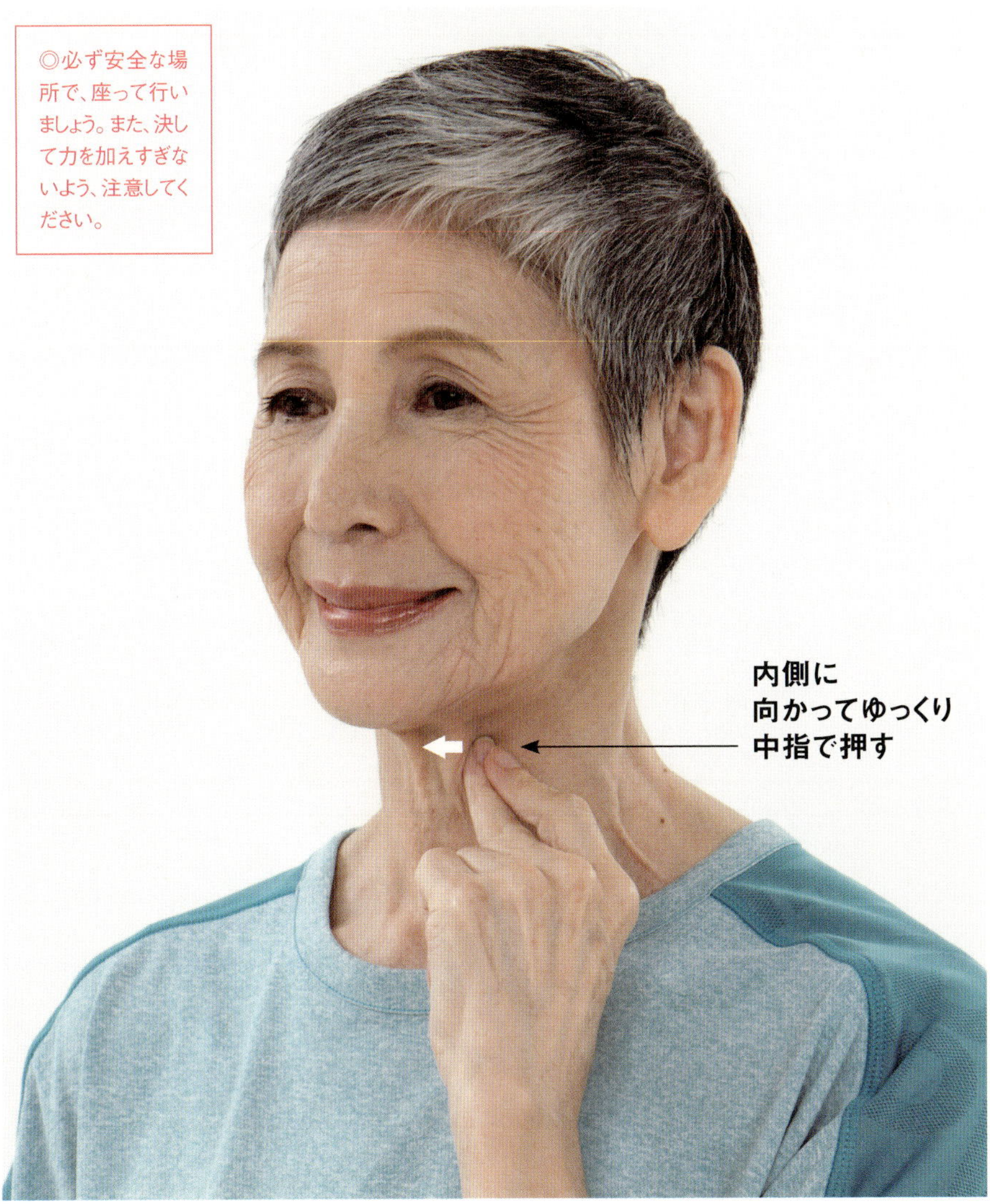

押し方

人差し指と中指を揃えて、中指がツボに当たるようセット。首の中心に向かってゆっくり押し込み、脈を感じます。**呼吸が苦しくならない程度の力**で、息を吐きながら5秒かけて押し、息を吸いながら5秒かけて離します。5回繰り返し、反対側も同様に行います。

①頭痛に効くツボ「天柱《てんちゅう》」

首や肩の緊張や頭痛に。
筋肉の緊張をほぐす首のツボ。

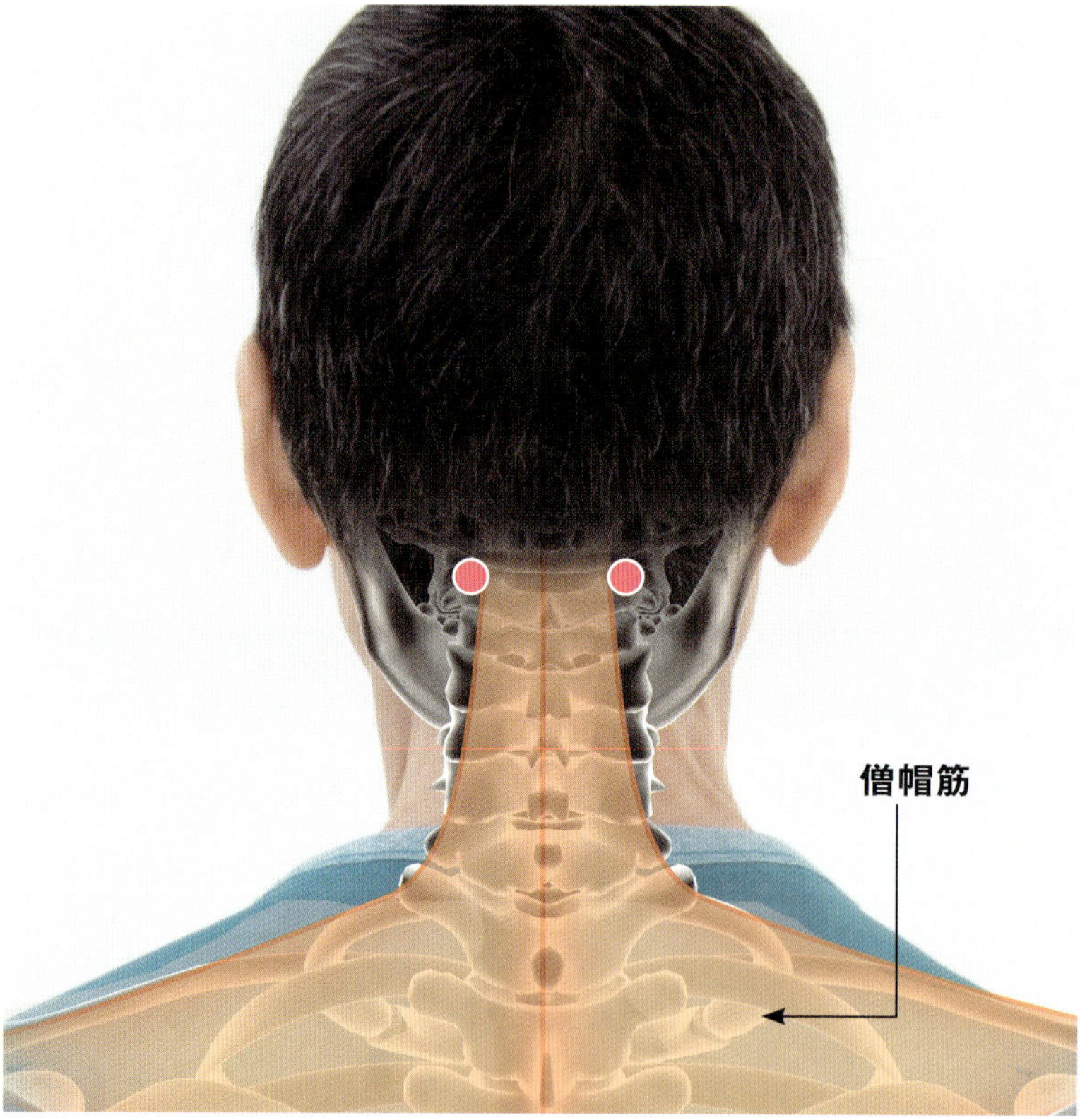

見つけ方

後頭部の髪の生え際で、背中から首の中心に向かってある僧帽筋のすぐ外側、左右のくぼみにあります。

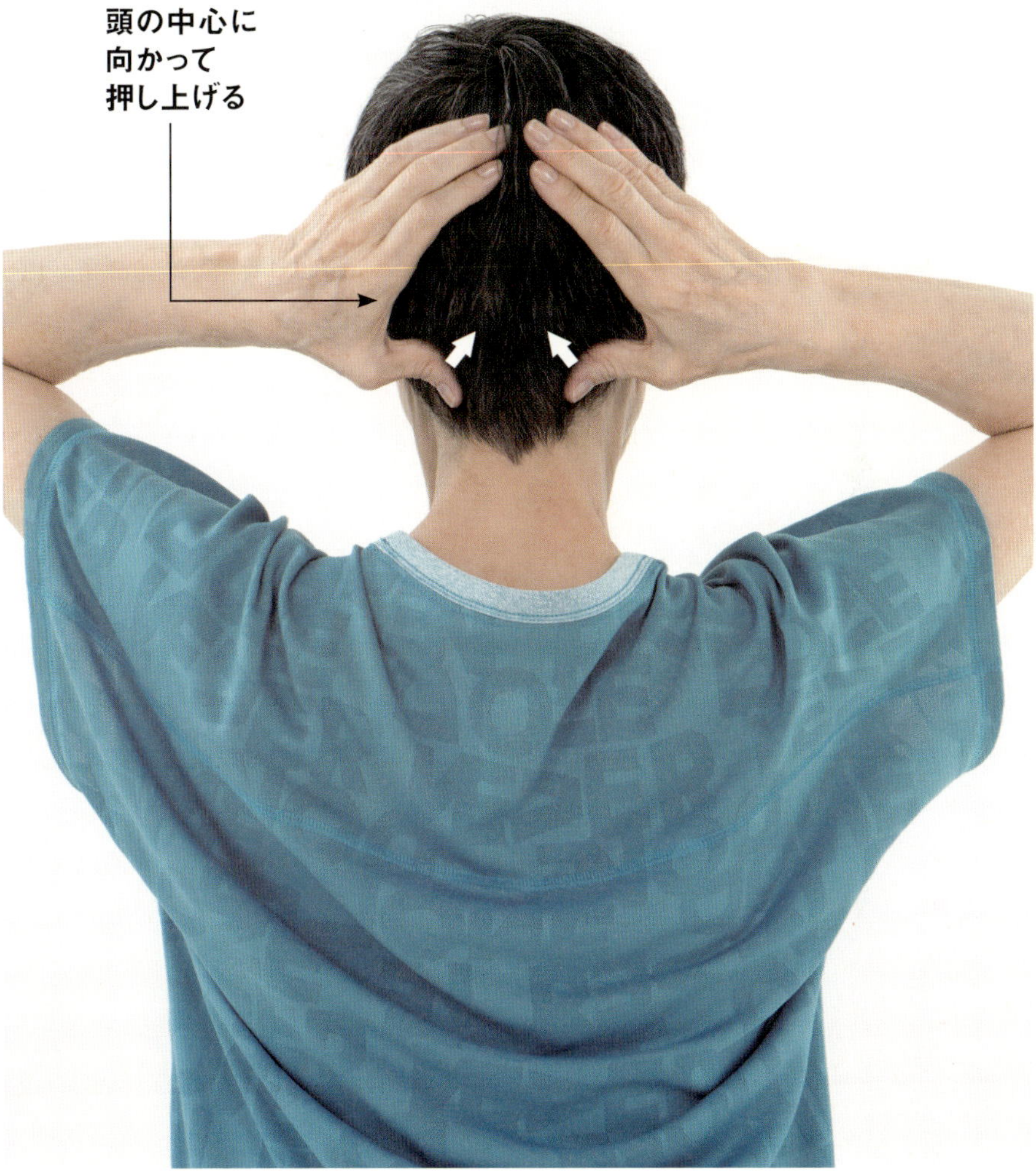

押し方

両手で頭を包み込み、親指をツボ位置にセット。口から息を吐きながら5秒間、頭の中心に向かって押し上げて、今度は鼻から息を吸いながら徐々に力を抜いていきます。5回繰り返しましょう。

②緊張を緩和するツボ「内関《ないかん》」

副交感神経を優位にし、
精神的な緊張の高まりを緩める手のツボ

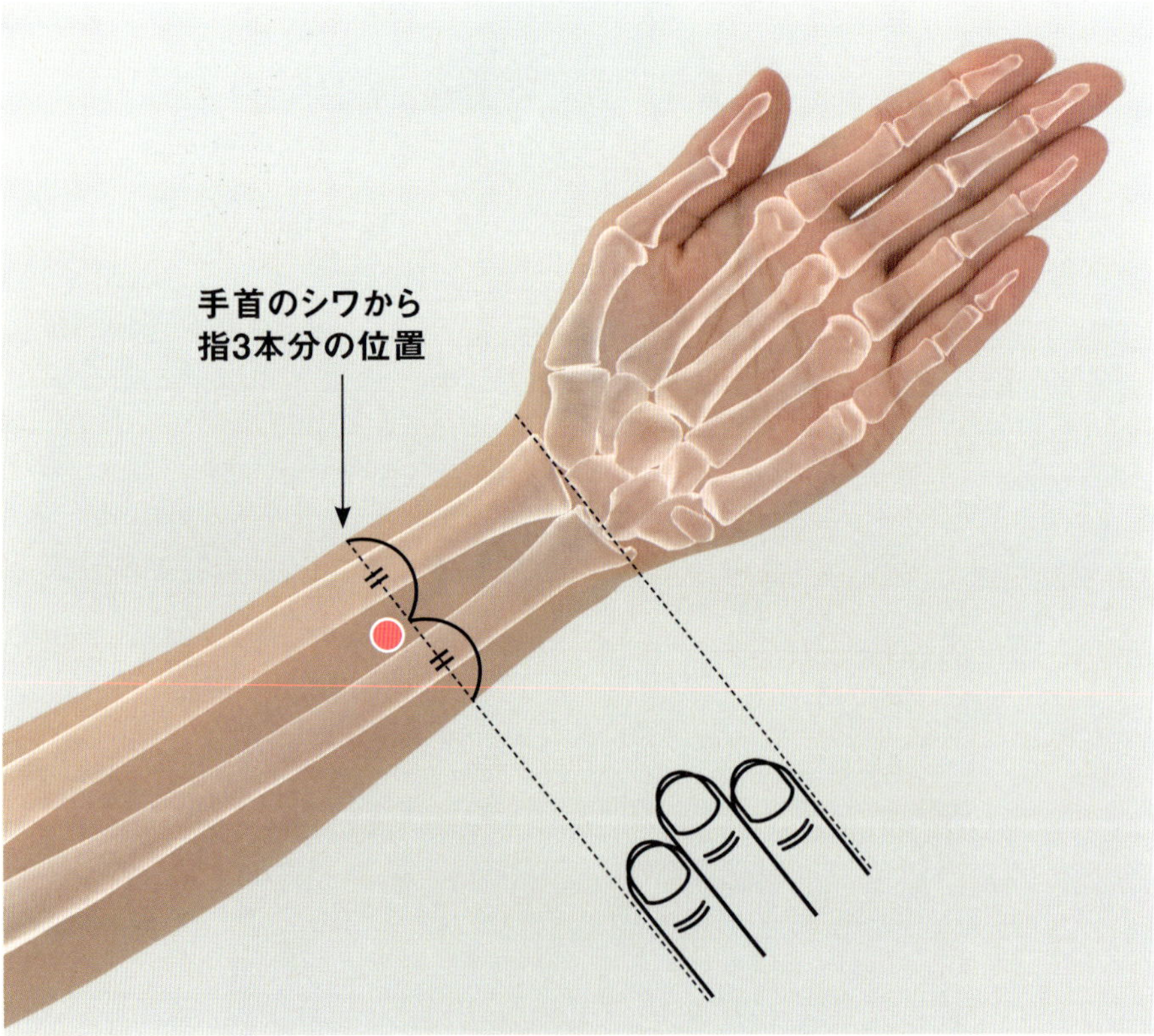

見つけ方

手首の内側にある横じわの中心に薬指をあて、ひじ方向に指幅3本分の位置。腕の内側の中央部分。

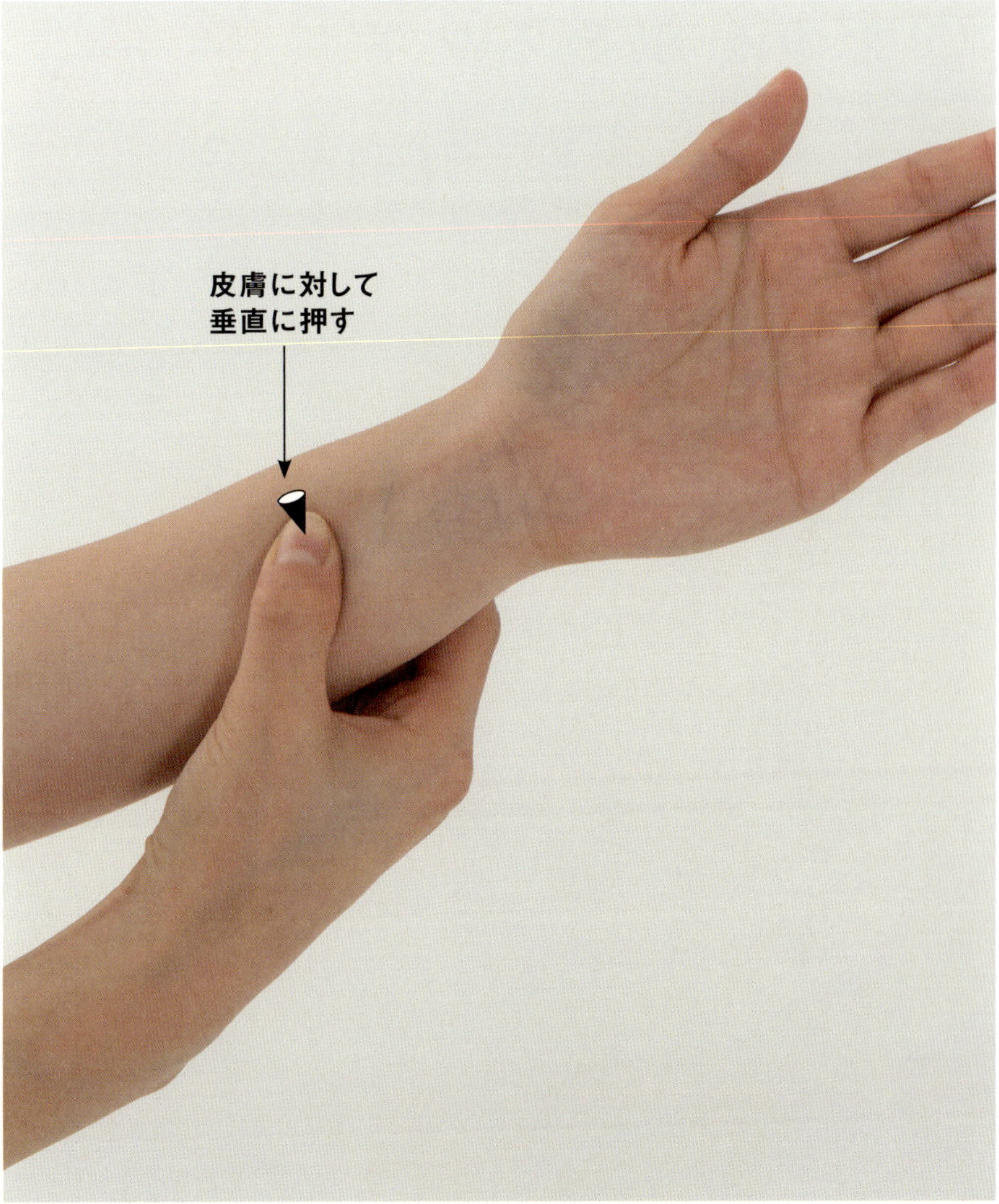

押し方

ツボに親指の腹を当てて、口から吐く息に合わせて5秒間、皮膚に対して垂直に徐々に力を加えていきます。次に、鼻から息を吸い込みながら5秒かけて力を抜きます。5回繰り返したら、反対側も同様に。

③ 怒りを鎮めるツボ「合谷《ごうこく》」

痛みや激しい怒りを抑えるホルモンが
分泌されるツボ

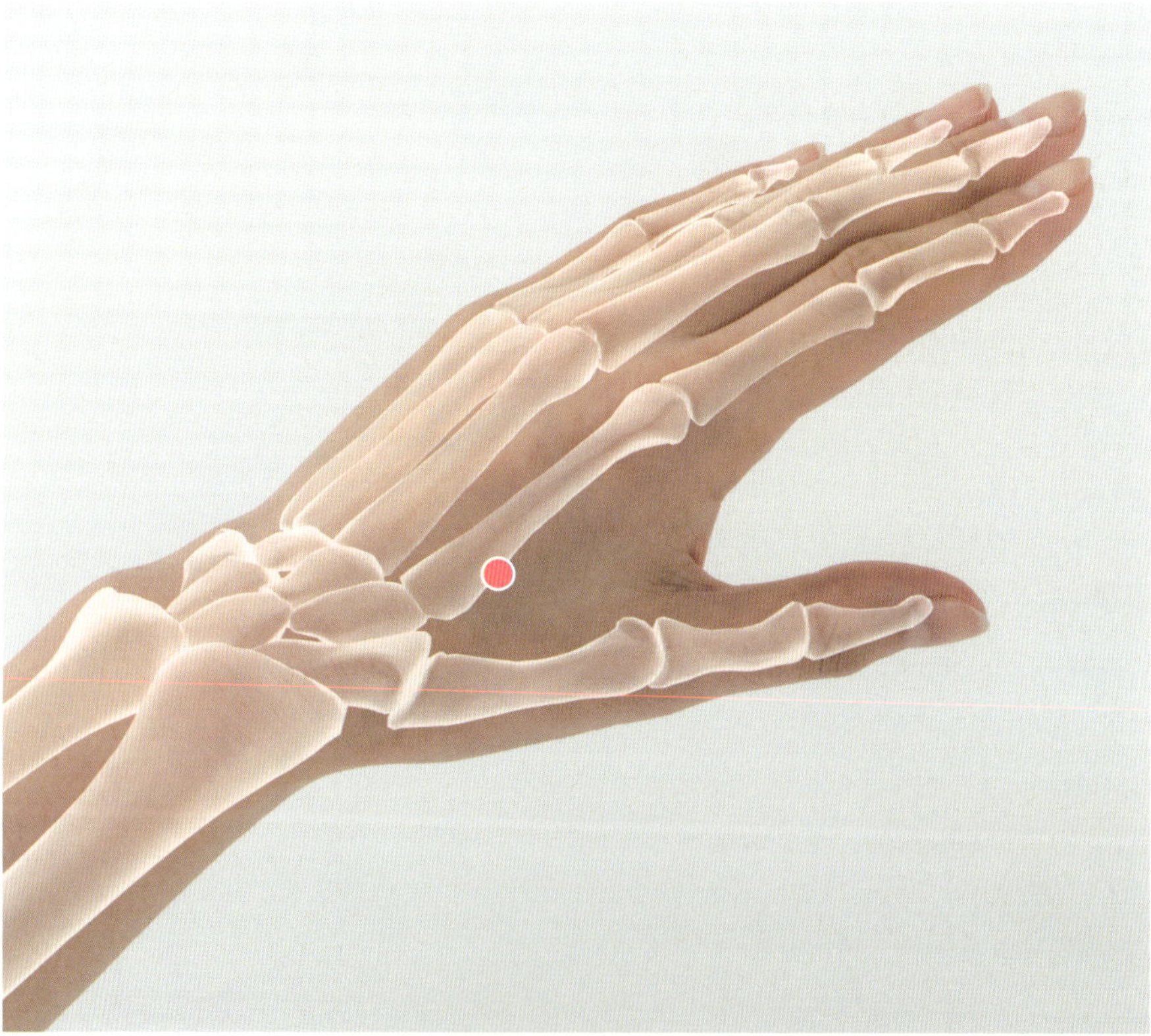

見つけ方

手の力を抜いて、甲を上に向けます。親指と人差し指の骨を基準に、2つの骨が接する付け根を探りあてましょう。そこから人差し指の骨をたどった、少し窪んだ部分が合谷です。

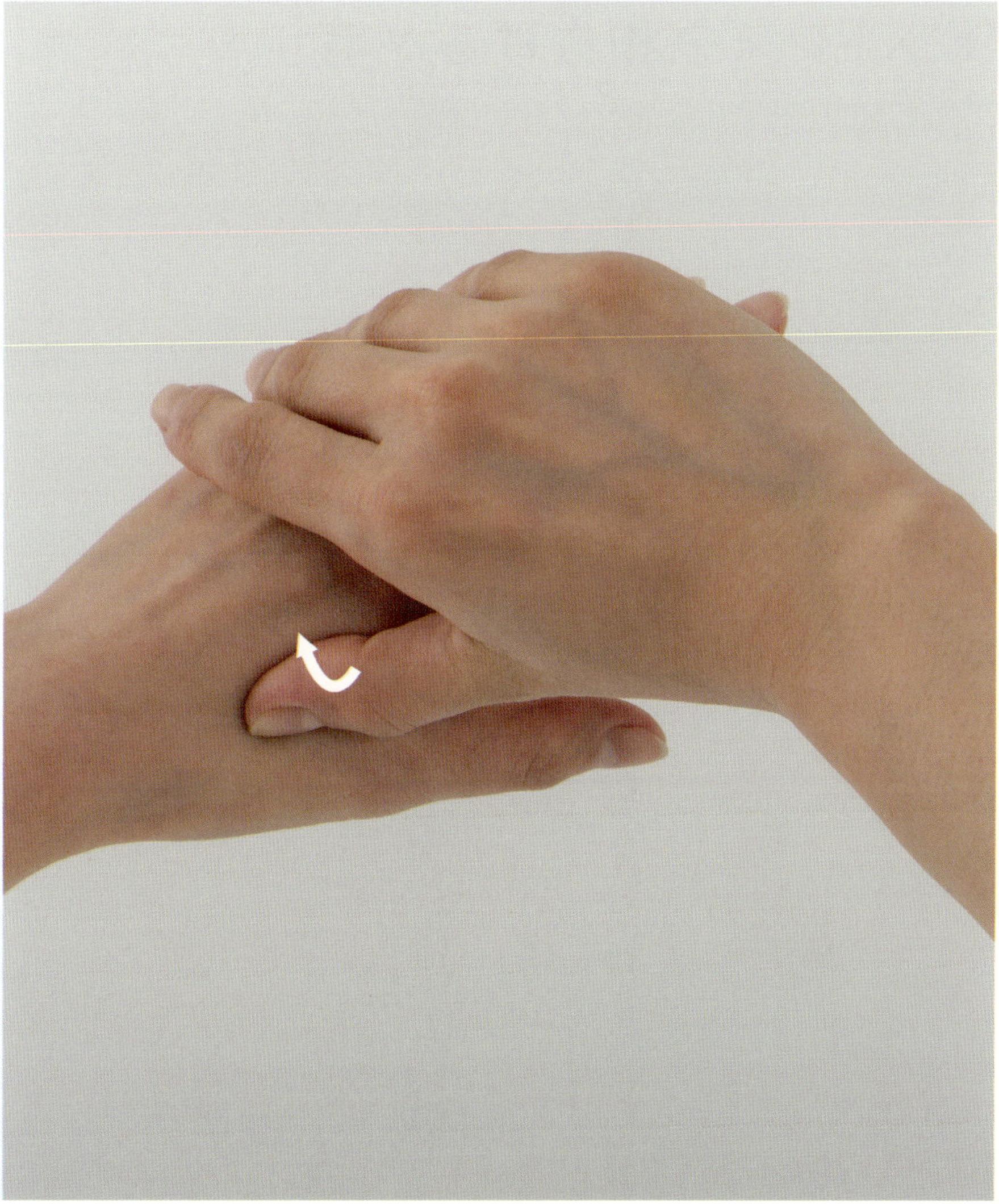

押し方

ツボの位置を確認したら、親指を添えます。人差し指の骨の内側にもぐらせて、そこからグイッと骨を押し上げるようなイメージで刺激しましょう。5秒かけて鼻から息を吸いながら、徐々に力を抜いていきます。左右それぞれ5回ずつ繰り返します。

④ストレスを和らげるツボ「労宮《ろうきゅう》」

クヨクヨやイライラが収まらないときに。
手のひらにある特効ツボ

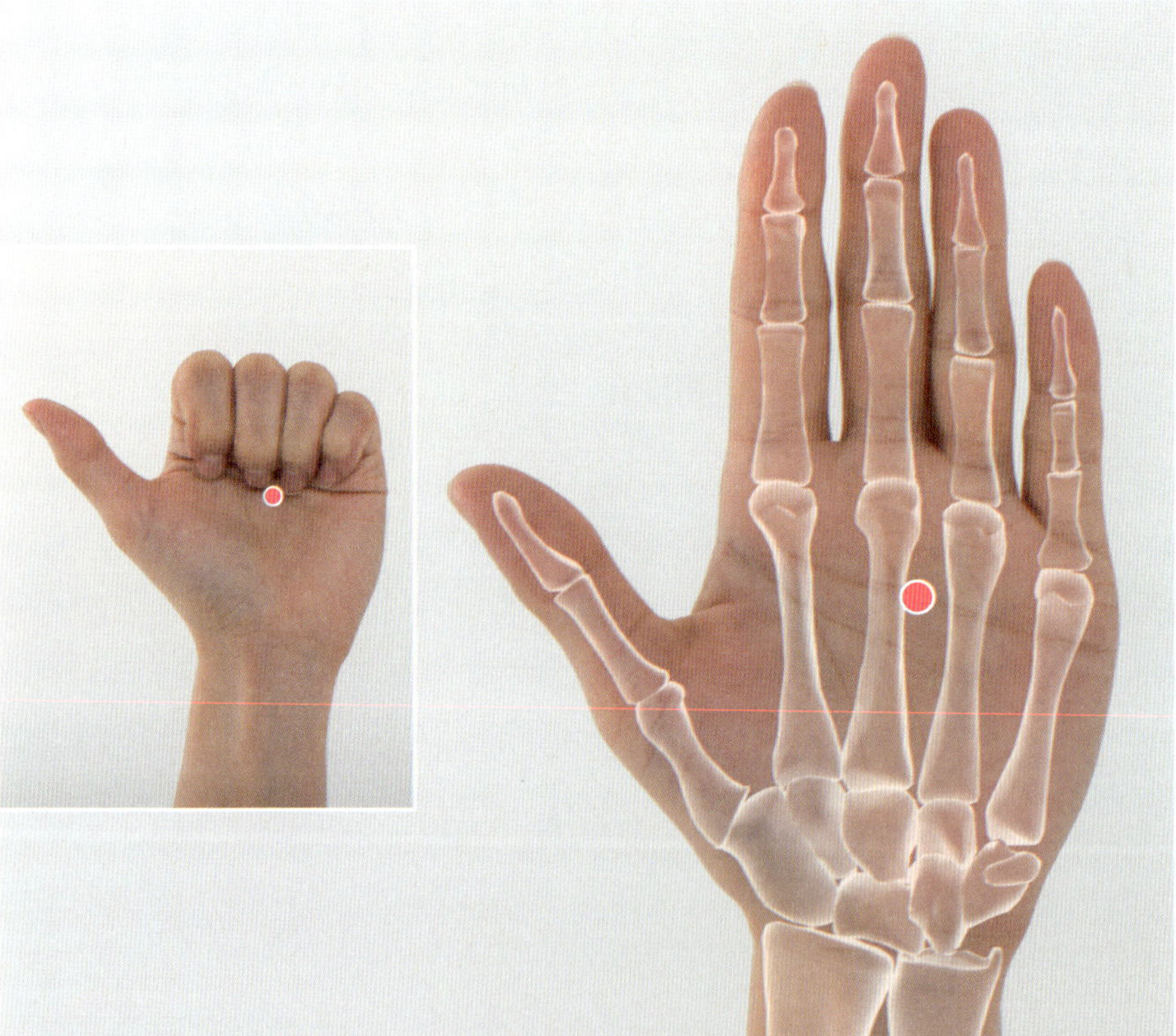

見つけ方

手のひらの中央より少し上にあります。軽く指を握ったときに、手のひらにくっつく中指と薬指の間です。

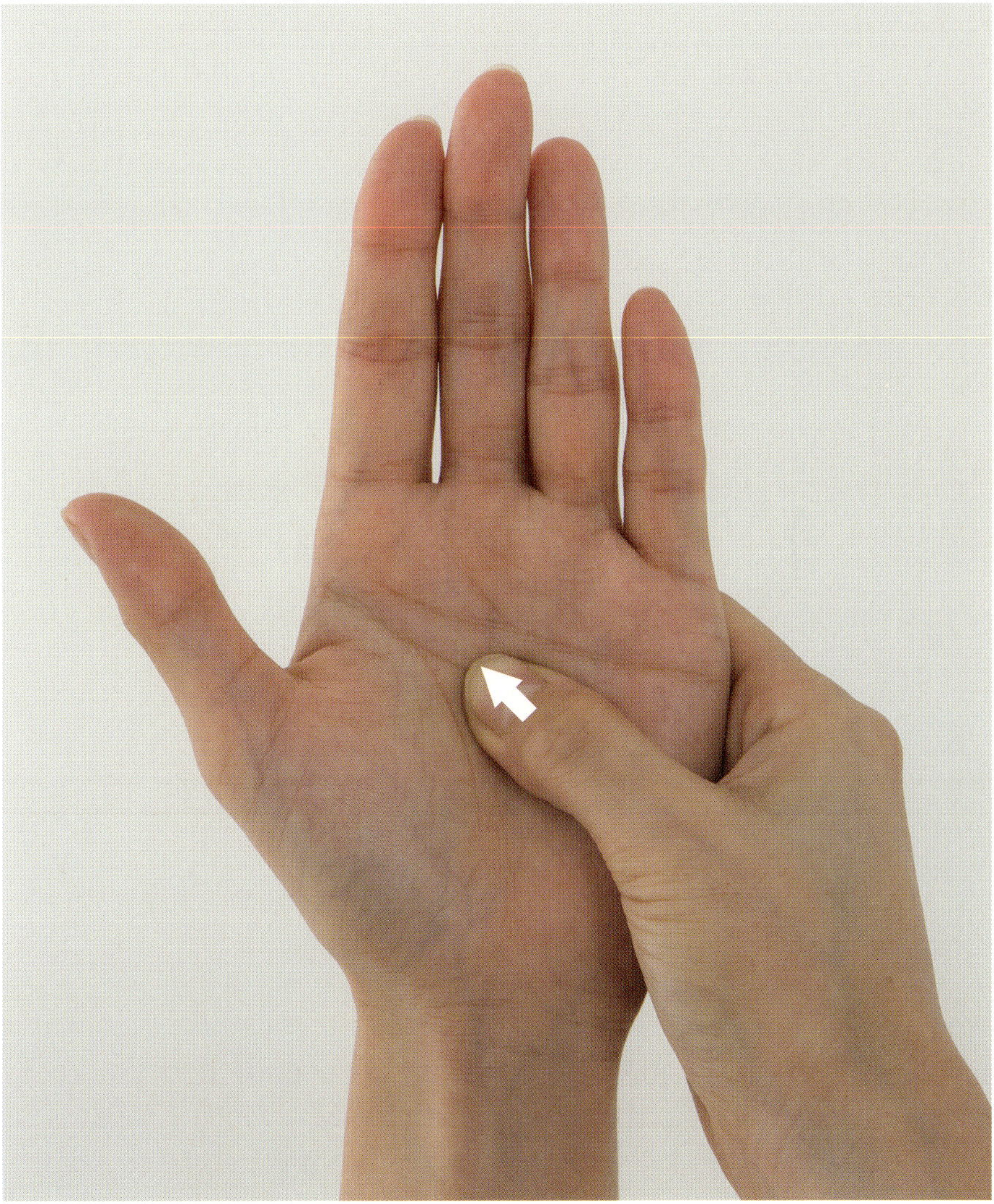

押し方

ツボに親指をセット。5秒かけて口から息を吐き出しながら、皮膚に対して垂直に押してから、人差し指の付け根に向けて押し上げるように「ツーン」とするまで押します。5秒かけて鼻から息を吸いながら、徐々に力を抜いていきます。左右それぞれ5回ずつ繰り返します。

第3章

薬に頼らない降圧習慣

高血圧は生活習慣病の一種であり、
血圧を下げるには日常の生活を改善するしか
方法はありません。
食習慣の改善と、アロマテラピーの導入で
血圧コントロール力を高めていきましょう。

高血圧に減塩？　質を選べば問題なし

「塩をとりすぎると高血圧になる」という考え方は、今や人類の常識と言えるかもしれません。実際に「高血圧治療ガイドライン２０１４」には「食塩制限」という項目があり、１日あたりの食塩摂取目標は「６ｇ未満」に設定されています。

欧米でも日本と同様、１日あたり６ｇ未満を目安とした上で、６ｇ以下に抑える「減塩」を推奨しています。さらに、２０１２年に発表されたＷＨＯのガイドラインでは「２０２５年までに１日あたり５ｇ未満にする」との目標が書かれています。

当然、この背景にはさまざまな研究の結果が踏まえられているわけですが、そもそも塩と高血圧との関係性が最初に問題視されたのは、１９６１年に発表された、世界5地域の食塩摂取量と高血圧有病率を見た研究が発端とされています。

そのなかで日本南部の食塩摂取量が14ｇで高血圧患者が21％であるのに対し、北部では26ｇと摂取量が多い上に高血圧患者も40％近いということがわかりました。

一方、アラスカのイヌイットの人たちは食塩をほとんどとらず、高血圧患者もほぼいなかったことから「高血圧の予防には減塩」と結論づけられたのです。

ところが後々その研究内容を調べると、この研究には多くの問題点が指摘されたため、1982年、国際心臓学会が国際的な統一調査に乗り出します。

ロンドン大学とアメリカ・シカゴのノースウェスタン大学にセンターをおき、32ヶ国52ヶ所で20~59歳の約1万人を対象に行われた「インターソルト・スタディー」です。その結果、食塩摂取量の多い日本や中国の高血圧有病率は約10%なのに対し、食塩摂取量の少ない欧米の有病率は20~30%だったのです。

つまり「食塩の摂取量が増えれば、血圧は低下する」という結果が出たということです。減塩推進とは正反対の結果ですね。

50年前から減塩が推進され、今や1日の食塩摂取量は平均10gです。にもかかわらず、年々高血圧患者が増えているということは、塩が高血圧患者を増加させている、とは言えないのではないでしょうか。

そもそも、**塩は私たちの体内で大切な働きをしています。**塩分不足に陥ると、口が乾き頭痛がし、吐き気をもよおしたり血圧が下がって立ちくらみを起こしたり、倦怠感や脱力感が起こることもしばしば。熱中症対策に塩分が不可欠であるところからも、**塩がなければ人は生きていけない**ことは、皆さん身をもって感じているはずです。

それに、私たちの**体にはとりすぎた塩を排出する仕組みが備わっています。**塩味の強いものを食べたとき、無性に喉が渇いて水分をいっぱいとっているのにまだ喉が渇く、なんて経験があると思います。

そのとき、体の内部では血中のナトリウム濃度の急上昇を脳が察知し「水分をとってナトリウム濃度をもとに戻そう」と指令を下しています。血液内に多くの水分をとり込んだ分、血液量が増えることによって血圧が上昇します。

しかし、過剰摂取した塩は尿として排出されるため、その結果、血中ナトリウム濃度が薄まり、血圧も自動的に下がるのです。

つまり、**塩分をとりすぎて血圧が上がるのは一時的なもの**なのです。

降圧習慣① 塩の質にこだわる

「減塩しなきゃ！」と塩分を減らすことに躍起になる必要はありません。**美味しいと思う範囲の味付けで、塩をとる分には何も問題はない**のです。

ただし、一つだけ注意していただきたいことがあります。それは、**塩の質にこだわる**ということです。

同じ海水からできている塩であっても「精製塩（食卓塩）」「食塩」「並塩（粗塩）」と、精製の手法によって出来上がりはさまざま。それぞれを比較すると、含まれている成分に大きな違いがあることがわかります。

精製塩に至っては、カリウムをはじめとした本来人間にとって必須なミネラル分がほとんど含まれず、塩化ナトリウム純度だけが高くなっています。

にもかかわらず、この精製塩は「食卓塩」という名で各家庭に出回っていました。

1971年に施行された「塩業の整備及び近代化の促進に関する臨時措置法」という

法律が関係し、2002年まで塩は専売制が布かれていたからです。

私は、この食卓塩＝精製塩を30年間とり続けてきたことが、日本に高血圧患者を増やした1つの要因になっているのではないかと考えています。それは、次のような理由からです。血液が流れている血管も小さいながら筋肉です。ナトリウムには筋肉（血管）を収縮させる働きがあるので、血圧が上がることになります。そして、ほぼ100％塩化ナトリウムを毎日とり続けたら、血圧は当然上がるというわけです。

このように、塩は悪者ではありません。ナトリウム、カリウム、カルシウムなどのミネラルがバランスよく入っているものを選べばいいだけです。

特に、余分なナトリウムを体外に排出してくれる「カリウム」が豊富に含まれている塩を選びましょう。

買い物をするときは、必ず裏面にある成分表を確かめてください。ただし、2010年に定められた「食用塩の表示に関する公正競争規約」により食塩の表示が統一されている関係で、定義があいまいな「自然塩」「天然塩」といった表示は禁止されています。選ぶのならば「海塩」を。なかでも**精製していない、できるだけ自然なもの**を使っていただきたいと思います。適正な表示をしている塩には「しお公正マーク」がつけられていることも、覚えておくといいでしょう。

参考までに、私が愛用しているのは21種のミネラル、なかでもナトリウムを排出するカリウムを豊富に含む沖縄の塩「ぬちまーす」です。世界一ミネラルが豊富な塩として、ギネス認定されています。そのほか「瀬戸のほんじお」もおすすめしています。

ちなみに「岩塩」もまた、精製塩と同じくカリウムをほとんど含んでいません。

焼いたお肉に岩塩をちょっとつけていただくのは、とても美味しいですよね。時々の楽しみとしていただくのはいいと思いますが、日常使いは避けたいところです。

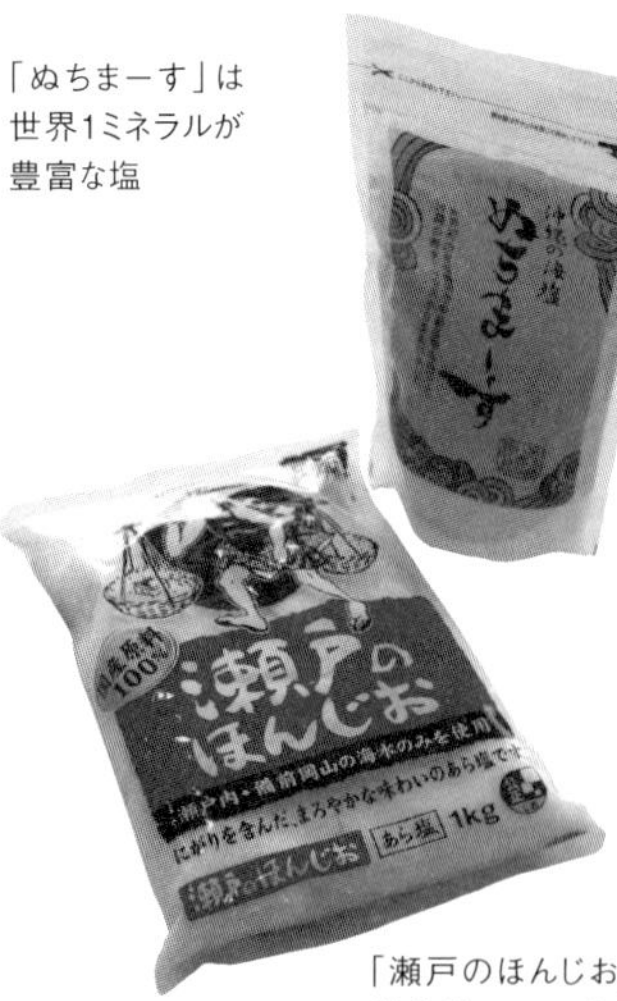

「ぬちまーす」は
世界1ミネラルが
豊富な塩

「瀬戸のほんじお」は
普段使いにおすすめ
のあら塩

降圧習慣②「降圧剤」はスーパーで

自然の海塩のほかにも、血圧を上昇させるナトリウムを排泄する働きのある栄養素「カリウム」を積極的にとっていきましょう。

次ページの表にある通り、カリウムは身近な食べ物に豊富に含まれています。表を参照の上、これからは降圧剤はスーパーで買うことにしましょう。

調味料では、酢が降圧に効果的です。

高血圧患者を対象に行った食酢摂取の実験で、連続摂取をすることで血圧が下がり、摂取をやめると再び血圧が戻るという結果が出ています。

研究でも酢の主成分である酢酸が、血圧上昇に関与するホルモンを穏やかに抑制することがわかっています。1日15ml（大さじ1杯）だけでも、十分な効果を期待できますよ。

カリウムがとりやすい食べ物リスト

		カリウム量
穀類	**未精製のものがカリウム豊富**	
	全粒粉パン　食パン8枚切り2枚分	**330**mg
	ライ麦パン　食パン8枚切り2枚分	**190**mg
	玄米ご飯　茶碗1杯分	**190**mg
種実類	**手軽にパクっと食べられる補給源**	
	無塩いりアーモンド　20g	**148**mg
	ゆで栗(約5個=100g)	**460**mg
	バターピーナツ　20g	**152**mg
魚・海草類	**海でとれるものはカリウム豊富**	
	サワラ・焼き一切れ　80g	**392**mg
	うるめいわし・丸干し(2匹=正味100g)	**180**mg
	めかじき・焼き一切れ　100g	**630**mg
	かつお・春獲り生　100g	**430**mg
	ぎんざけ・養殖焼き一切れ　80g	**368**mg
	ぶり・焼き一切れ　80g	**352**mg
	乾燥ひじき　大さじ1(5g)	**320**mg
	刻み昆布　1食あたり3g	**246**mg
肉類	**赤み、脂肪少なめが選ぶポイント**	
	輸入牛肉もも・焼き　100g	**320**mg
	豚肉ヒレ・焼き　100g	**690**mg
	とりむね肉・皮なし　100g	**570**mg
豆類	**大豆は超優秀なカリウム源**	
	いり大豆　100g	**2000**mg
	ゆで大豆　100g	**530**mg
	蒸大豆　100g	**810**mg
	納豆(1パック=50g)	**330**mg
野菜	**一食当たり効率的にとれるいも類に注目**	
	ほうれん草(ゆで・4分の1束60g)	**414**mg
	里芋(2個=正味80g)	**512**mg
	さつまいも　皮付き蒸し100g	**390**mg
	じゃがいも　蒸し100g	**330**mg
	かぼちゃ　ゆで100g	**480**mg
	やまといも　生100g	**590**mg
	ゆでえだまめ　100g	**490**mg
果物	**暖かい地域の果物に多い傾向が**	
	ゴールデンキウイ(1個=正味100g)	**300**mg
	バナナ(1本=正味90g)	**324**mg
	露地メロン(4分の1=250g)	**875**mg

※1日のカリウム摂取目安は男性3000mg以上、女性2600mg以上
※文部科学省「日本食品標準成分表2015年版(七訂)」をもとに1食あたりのカリウム量を計算

降圧習慣③　天然の利尿剤を活用する

降圧剤と合わせて、利尿剤を処方されている方も多いと思います。

血液をろ過し、常にきれいな状態を保つべく働いているのが腎臓です。

腎臓は、細かなフィルターをもって血液中に存在する不要なものをろ過します。排除された老廃物は水分とともに膀胱へ流れ、尿として排泄される仕組みです。

しかし、体内にナトリウムがあると水分を再吸収する働きがあるので、体内を循環する血液量が減らず、血圧は常に高い状態をキープしたまま。

高血圧の治療に利尿剤を用いる目的は、水分とともにナトリウムを尿として排泄するため。それにより、血圧を下げようとしているのです。

ところが**薬に頼らずとも、私たちの身のまわりには「天然の利尿剤」が多数存在しています。**

例えば、緑茶。
含まれるカフェインにすぐれた利尿効果があると同時に、テアニンという成分が脳の神経機能に作用してリラックス効果を発揮します。

コーヒーや紅茶もおすすめですが、コーヒーには興奮作用があるため、就寝前には緑茶か紅茶を選ぶのが無難です。

緑茶にはカテキン、コーヒーにはクロロゲン酸、紅茶にはポリフェノールといった抗酸化作用の強い成分も含まれています。

これらは血管内で血小板が固まるのを防ぎ、血栓を作りにくくしてくれますし、とりすぎた脂質を代謝しやすくしたり、血糖値の上昇を抑えたりしてくれる働きも持っています。

降圧習慣④　野菜や穀物より、肉!!

「もう歳だから、食事は野菜を中心に質素なもので十分」

高血圧にお悩みの方に食事について伺うと、年齢を問わずこのような答えが返ってきます。**こうした方は、圧倒的なタンパク質不足。**実は、**これこそが筋肉の退化＝高血圧を引き起こす原因**の一つとなっています。

私たちの体の９割は、水分とタンパク質とでできています。筋肉や内臓、血管、血液や爪、髪、皮膚や骨を作るだけでなく、免疫抗体の原料、エネルギーやホルモン、ヘモグロビンなど、タンパク質はさまざまなかたちで体内に存在しているのです。タンパク質は体そのものを作り、生きていく上で、なくてはならないとても重要な栄養素です。

タンパク質は大量のアミノ酸が鎖状に多数連結してでき

百寿者はタンパク質をしっかりとっている

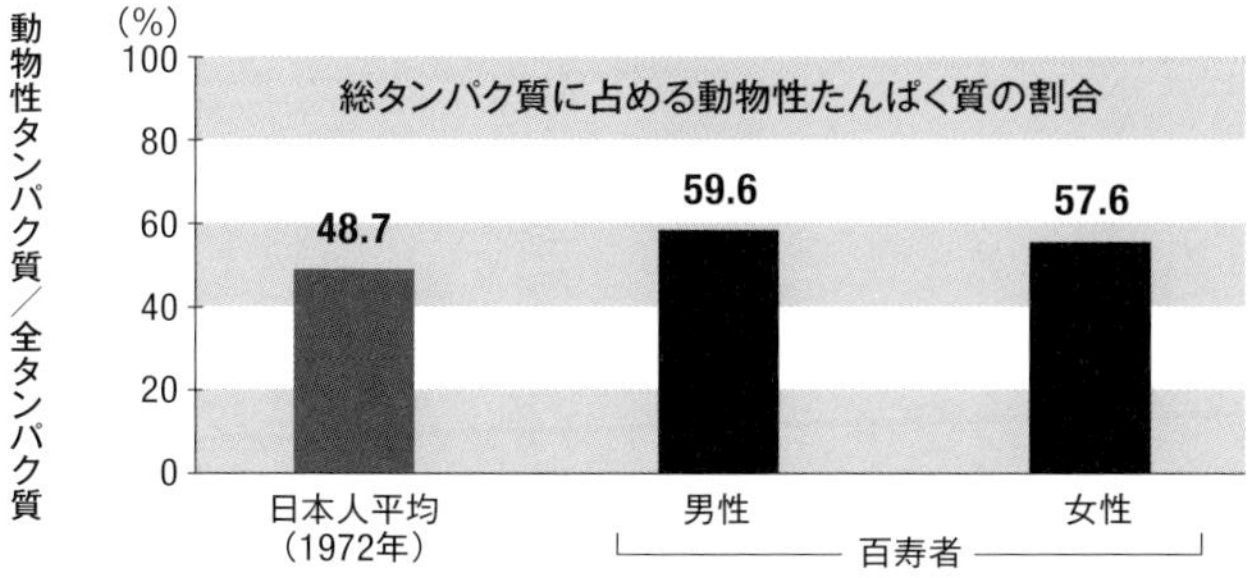

1972〜1973年に、100歳を超えた百寿者100人を対象に栄養状態を調査した。その結果、日本人の平均よりも百寿者のほうが摂取エネルギー量に占めるたんぱく質熱量のうち、動物性タンパク質の摂取量が多かった。つまり、長寿者は肉食を好むということがわかる。

（データ:Nutrition and Health.; 8,165-75,1992）

たものです。人体に必要なアミノ酸は20種類。そのうち体内で合成することができずに食物からとり入れるしかない「必須アミノ酸」は9種類です。タンパク質が豊富な食材は肉類・魚介類・卵類・大豆や大豆製品・乳製品。この中でも、肉や魚などの、**動物性食品をとらないでいると、新しい細胞になる材料が不足してしまいます。**

日本人のご長寿（100歳以上の百寿者）100人を対象に、食生活を調査した結果が前ページのグラフです。ここから見えてきたのは、平均以上に動物性タンパク質の摂取量が多いという共通点です。そもそも、私たち人間は動物です。ですから、動物性のタンパク質をもって、血管や筋肉を新しく再生していくわけです。

さらに動物性タンパク質は降圧にも効く、といったら驚かれるでしょうか。実は、動物性食品に含まれているアミノ酸の一種、「プロリン」には、血圧を下げる効果があることがわかっています。このプロリンは、大豆など植物性食品にも含まれているのですが、降圧効果があるのは動物性食品に含まれるプロリンだけなのです。

私自身、執筆依頼が増え始めた40代後半から、室内で書き物ばかりして慢性的な運動不足になっていました。そのときは野菜や煮物が美味しく思え、実際に肉を欲することがほとんどありませんでした。のちに体調を崩したことをきっかけに体作りを開始。仕事のスケジュールのなかに運動習慣を取り入れると、一転して肉が食べたくて仕方がなくなったのです。この経験から思うのは、今、体が肉を求めていないということはかなりの運動不足の証ということ。降圧ストレッチとエクササイズで、まずは眠っている筋肉を目覚めさせましょう。

老化＝加齢ではありません。筋肉は、使えばいくつになっても成長するのです。**筋肉の修復と再生のために、あなたの体はきっと肉を欲するようになる**はずです。

ちなみに、肉や卵のとりすぎによってコレステロール値が上がるのでは、と心配する人もいるかもしれません。それについては、心配する必要は全くありません。

確かに、以前は国民の健康維持や生活習慣病予防を目的として、食事からのコレステロール摂取の目標量が定められていました。しかし、目標値を設定するのに十分な科学的根拠が得られなかったことを理由に、2015年に厚生労働省の「食事摂取基準」からコレステロールの摂取基準が外されています。

おすすめはダントツで豚肉

タンパク質、という視点からは少し外れますが、肉には感情を安定させる脳内ホルモン「セロトニン」の原料となる「トリプトファン」という必須アミノ酸が含まれています。昨今、問題になっている高齢者のうつ病を予防する意味でも、野菜や穀物よりも、肉を食べていただきたいのです。

なかでも積極的にとりたいのが、豚肉です。セロトニンを作るためにはトリプトファンに加えて「ビタミンB6」が必要なのですが、豚肉はこの両方を一度にとることができるのです。いうなれば豚肉は、心と体の両方を元気にする食べ物なのです。

豚肉をすすめる理由は、まだあります。とりすぎた糖質を素早くエネルギーに変えてくれるビタミンB1は牛肉の13倍、タマネギやニンニクに含まれる疲労回復に役立つ「アリシン」は、ビタミンB1が合わさると、さらに吸収力がアップします。

赤身部分には鉄分やミネラルも豊富で、それぞれの吸収も非常にスムーズ。血管だけでなく、**全身の老化防止のために豚肉を食卓の主役にすることをおすすめします。**

ビタミンの話が出たので、参考までにお伝えしておきます。ビタミンのなかでも、特にB群は「代謝ビタミン」とも呼ばれ、私たちが生きるための源であるエネルギーを作るのに欠かせない栄養素です。

B群に属するものは、B1、B2、B6、ナイアシン、パントテン酸、ビオチン、B12、葉酸などがあります。それぞれに糖質や脂質の代謝を促したり、脳や神経の働きをサポートしたり、皮膚や髪・爪を作り成長を促進したり、免疫機能を正常に維持したり……と、とても重要な役割をになっているのです。そして、Bの後につく数字が大きくなるほど、動物性の食物に多く含まれています。

もちろん豚肉だけに偏ることなく、いろいろな食材を楽しみながらいただくのが一番です。覚えておいていただきたいのは、**私たちの体を作るのは動物性のタンパク質である、**ということ。

もちろん、野菜はいらないと言っているわけではありません。肉、魚、卵、乳製品などを今よりも積極的にとるよう、今日から心がけてほしいのです。

降圧習慣⑤

身近な自然を楽しむ

実は、血圧を上昇させるのは体の不調だけではありません。**不安やストレスといった精神的不調も、血圧の上昇に大いに関係がある**のです。

人は心にダメージを負っているとき、本能的に自然を求めます。若かりし頃、失恋をすると海を見たくなりませんでしたか？

緊張や疲労が蓄積したとき、人は自然に安らぎを求めるのです。

「疲れたな」と感じたとき、無性に温泉へ行きたくなるのもそう。あるいは、旅行先などで不意に森へ足を踏み入れると、スーッ

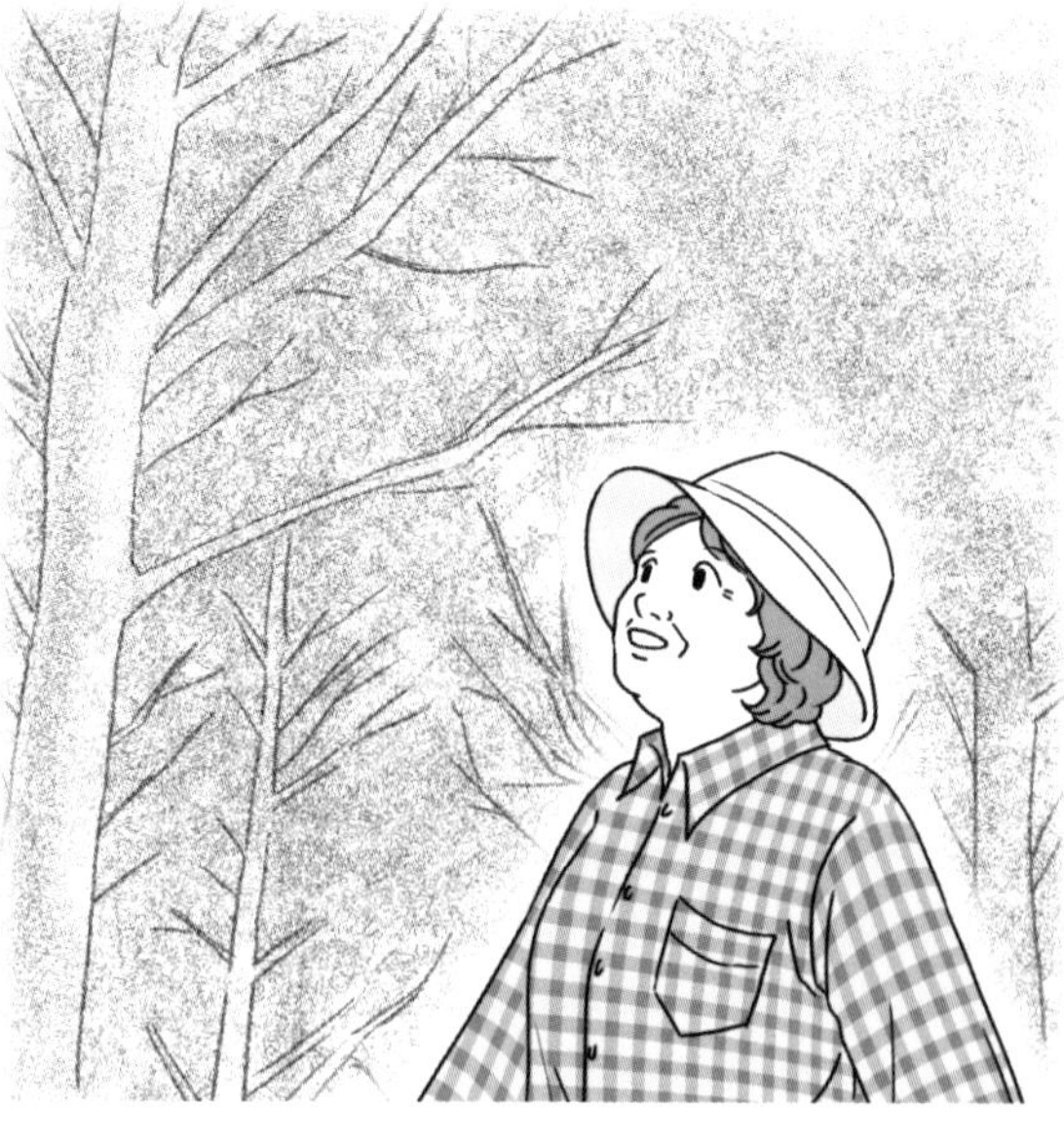

と心が軽くなるような感覚に包まれますよね。滝を見ているだけでも心が浄化されるような気がします。それらは〝気がする〟だけでなく、実際にメンタルにいい作用をもたらし、自然治癒力にも働きかけることがわかっています。**自然のなかに身をおくと、五感のうちの「視覚」「嗅覚」「聴覚」「触覚」から癒やしを得ることができる**からです。

私はそれを心に効く薬として「緑の医学」と言っています。

大きな森や滝が近くになくても、近所の公園でベンチに座り、緑を感じながら読書をしてもいいですし、見晴らしのいい道をウォーキングのコースに選んでみたり、普段家で行っているストレッチを公園の芝生や砂浜の上でやってみたり。それだけでも、十分に効果があります。

自然とのふれあいが特別なイベントではなく、日常の一環となるように心がけると、定期的にリラックス効果を得ることができます。次第に心が整いやすくなるでしょう。

降圧習慣⑥　心にも効くアロマを使う

「アロマって香りをかいでリラックスするやつでしょ?」と良く言われます。ちょっとしたストレス解消法という印象を抱いている人が多いようですが、その実力は本当はすごいものです。

アロマセラピーとは植物の花や葉、果皮や根などから香り成分を抽出した「精油」を利用する代替療法。降圧ツボと同じく、アロマは脳に直接働きかけて、**「不安」「心配」「落ち込み」「イライラ」「自律神経失調症」といった精神面の不調に効果を発揮**します。

アロマは嗅覚から瞬時に大脳へ入り、自律神経を司る視床下部に信号を伝え、興奮状態の交感神経からリラックス状態のときに優位になる副交感神経に切り替えます。このようにして、血圧を下げてくれるのです。

アロマで血圧が下がる仕組み

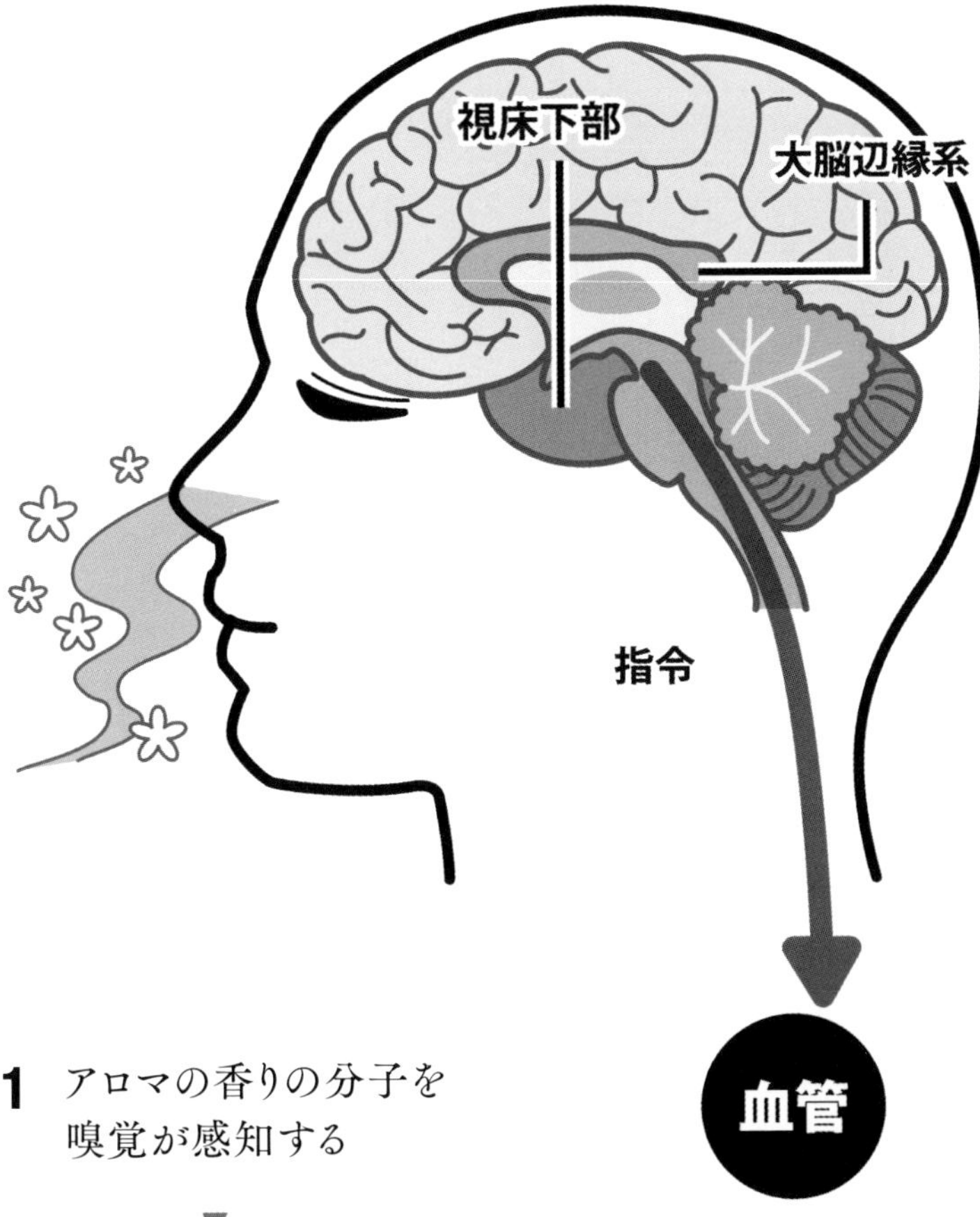

1 アロマの香りの分子を嗅覚が感知する

▼

2 大脳のなかの本能を司る「大脳辺縁系」 → 本能の司令塔である「視床下部」へと伝わる

▼

3 視床下部が自律神経に指令を送り、血管を伸縮させ、血圧を調整する信号を出す

「体の疲れ」は寝れば解消されますが、「心の疲れ」は寝ても解消されません。知らず知らずのうちに溜まっていき、長引くと心の病気へと進みます。

私がアロマを取り入れたのは、さきほどもお伝えした通り西洋医学で自律神経に効く薬はありませんし、作るのも不可能だからです。ところが、アロマは直接脳に働きかけるだけではなく、脳にある自律神経の中枢に働きかける力ももっているのです。


精油には150ほどの種類がありますが、そのなかから降圧に効くものをいくつかご紹介します。「いくつか」というのは、難しいもので、人にはそれぞれ好みの香りがあるからです。自分の好きな香りはみんなも好き、とは限りません。

また、その時々の気分や体調に合わせて欲する香りが変わってきます。脳疲労が強いときはラベンダー、体の疲労が強いときは木の香りのサイプレスを「いい匂い」と感じる傾向があります。

いくつかの香りを手元においておくことで、日々のささやかな心の変化に気づくことができますし、その場に応じたリラクゼーションを実現することができるようになります。

血圧調整効果のある精油5選

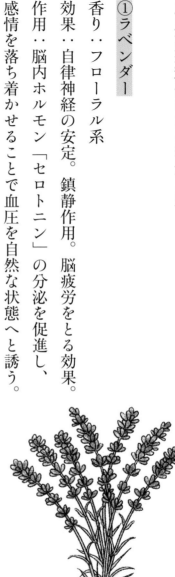

①ラベンダー

香り：フローラル系

効果：自律神経の安定。鎮静作用。脳疲労をとる効果。

作用：脳内ホルモン「セロトニン」の分泌を促進し、感情を落ち着かせることで血圧を自然な状態へと誘う。

②サイプレス

香り：樹木系

効果：リラックス効果。血管拡張作用による血圧降下。

作用：副交感神経を刺激。リラックスに導き、血管を拡張して血圧を落ち着かせる効果がある。

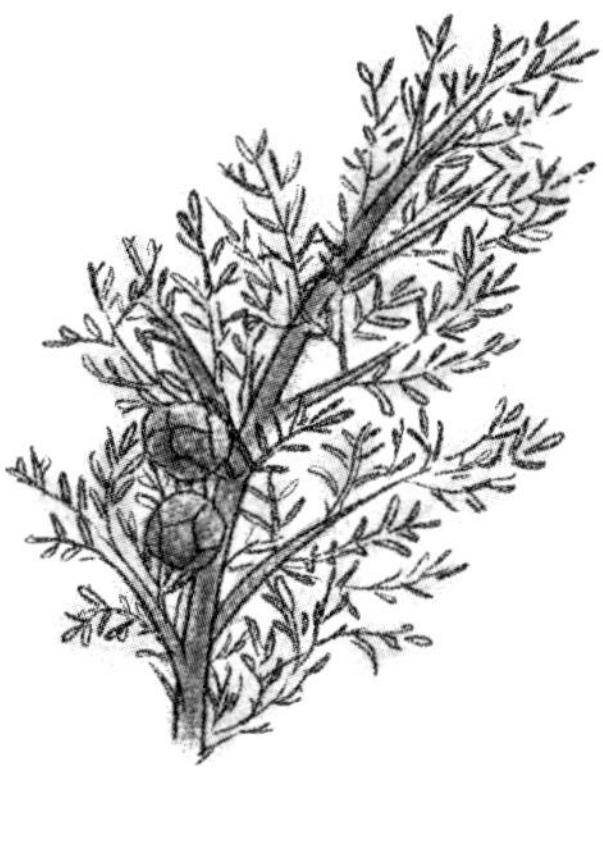

③イランイラン

香り：オリエンタル系

効果：精神安定。鎮静。

作用：神経の興奮を抑えることで、血圧を下げる効果がある。

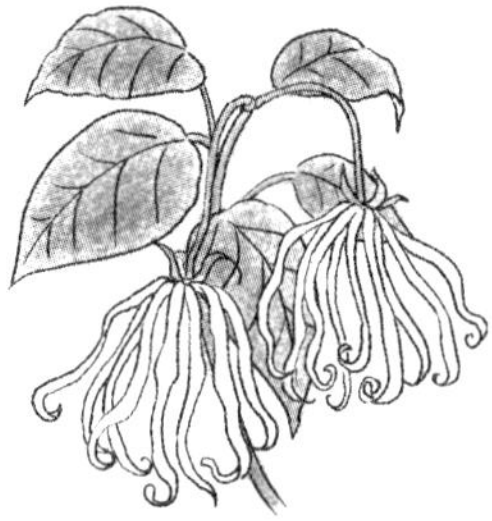

④マンダリン

香り：柑橘系

効果：リフレッシュ効果。消化器系のトラブル解消。緊張緩和。

作用：交感神経を鎮静させ、血圧を穏やかにする効果がある。

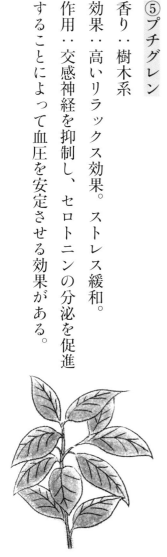

⑤プチグレン

香り：樹木系

効果：高いリラックス効果。ストレス緩和。

作用：交感神経を抑制し、セロトニンの分泌を促進することによって血圧を安定させる効果がある。

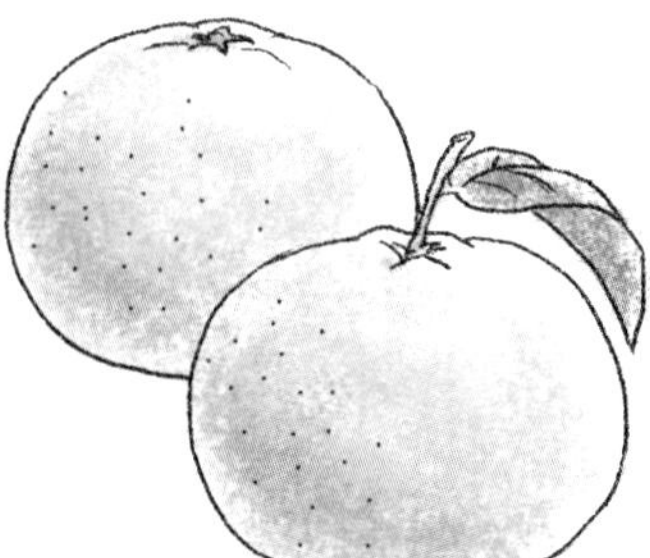

おすすめの使い方

【就寝時、枕元に…】

その日の気分に合わせた精油をティッシュやハンカチなどに3滴垂らし、枕元におきます。枕元だと匂いがキツイと感じる場合は、サイドテーブルや窓のサッシなどにおき、自分自身と香りの距離をとることで調整をしましょう。

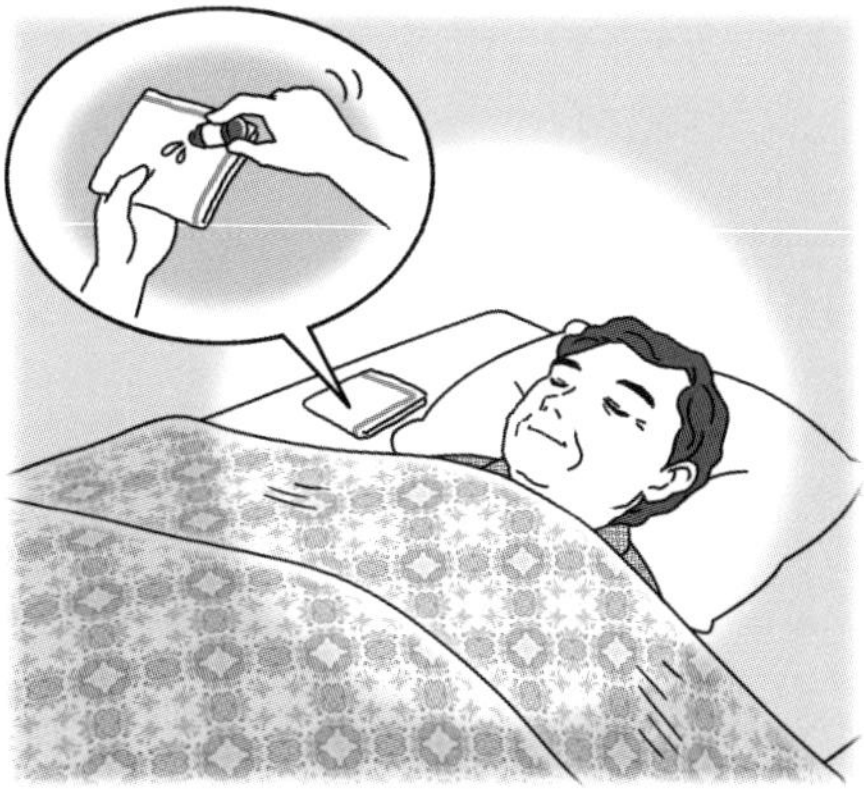

【入浴時、浴槽内に…】

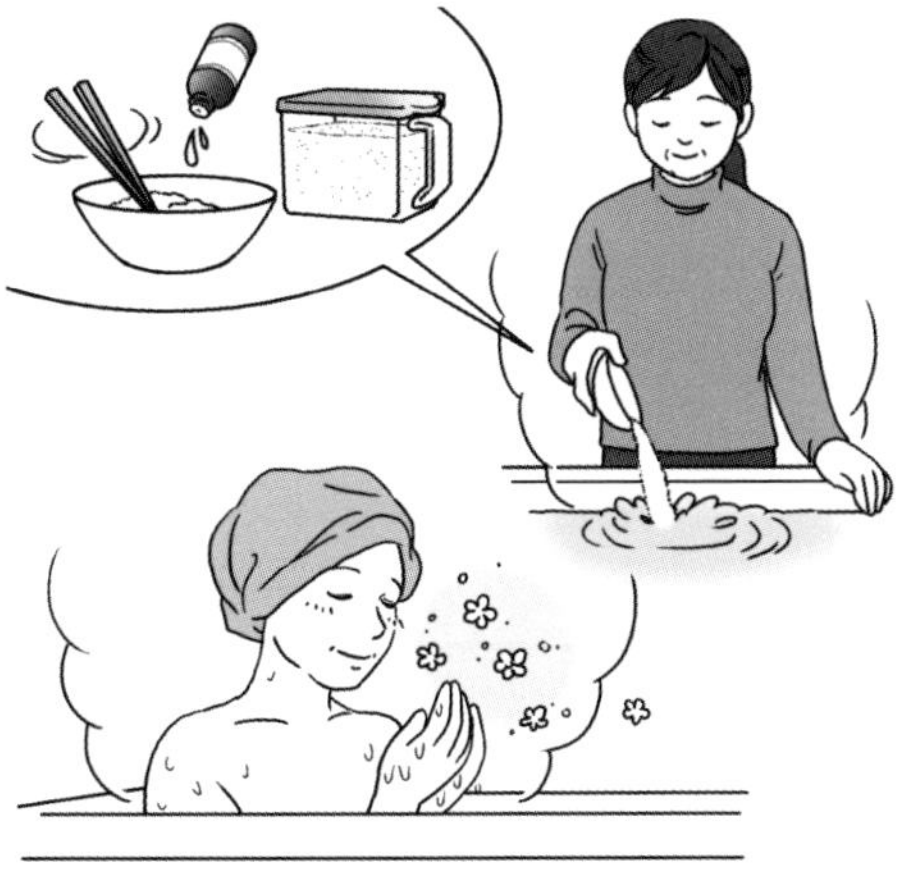

30gの粗塩を用意します。ボウルに入れて、その日の気分に合わせた精油を3滴垂らし、割り箸などでしっかりとかき混ぜます。これを浴槽に入れ、よくかき混ぜてから通常通り入浴します。

降圧習慣⑦　心の疲れを〝吐き出す〟

「自分のストレスは香りを嗅いだくらいで解消されない！」という方には、とっておきの方法を教えましょう。

ストレスを感じたら、なんらかのかたちで「毒出し」をしなければなりません。しかし、毒出しのやり方には、男女で違いがあります。

男性には「わーっと声を出して発散」するのが非常に効果的です。カラオケで熱唱する、好きなスポーツの試合を見て白熱する、場所は限られますが「バカヤロー!!」と大きな声で叫ぶことも、かなりの毒出し効果があります。

対して、女性には「人にしゃべって気持ちを発散」するのが向いています。友人との他愛もないおしゃべり。そのなかで「ちょっと聞いてよ」とモヤモヤした気持ちをぶちまける。それに相手が「わかるわかる」「大変だったね」と耳を傾けてくれるだけ

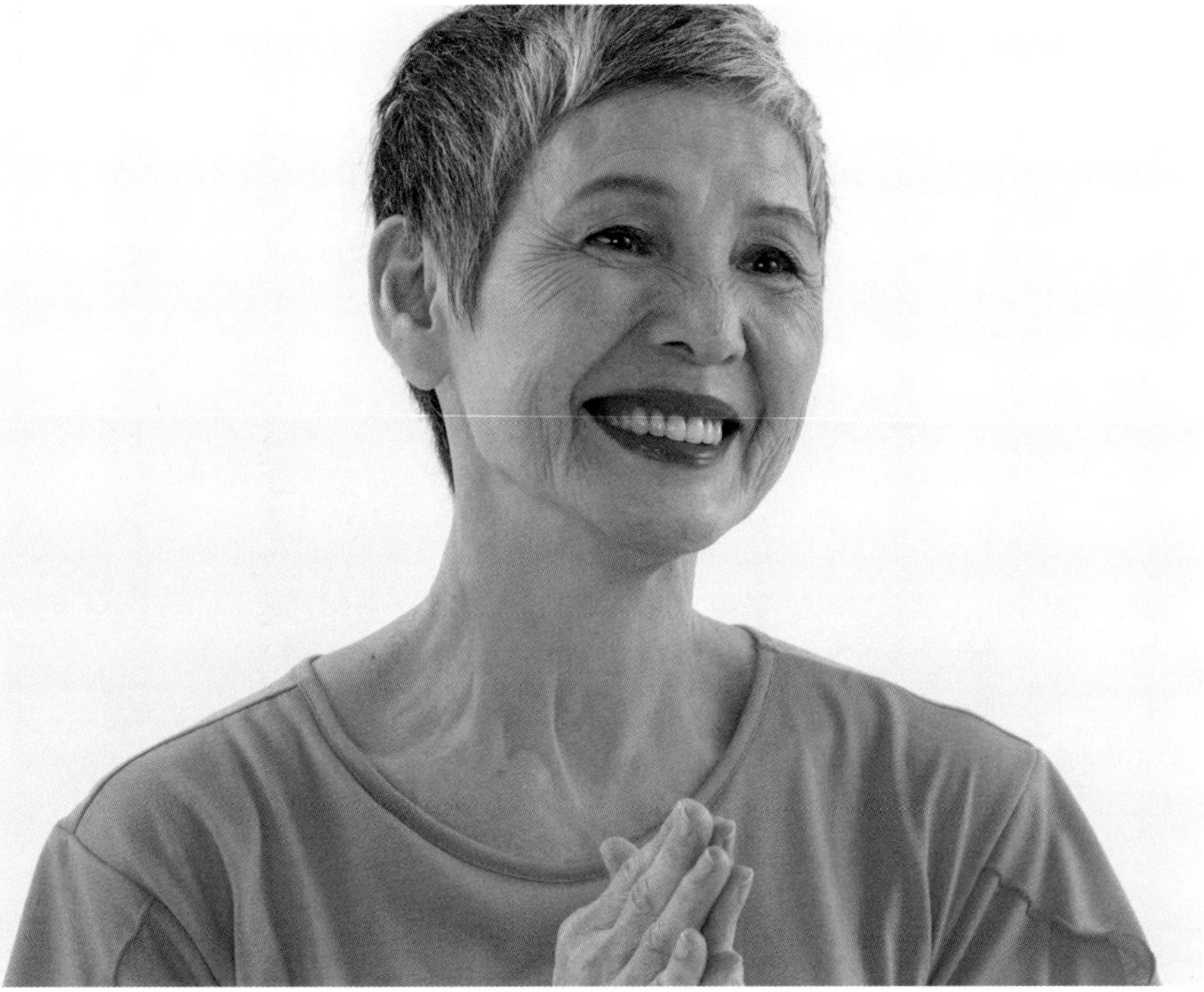

で、気持ちが落ち着いていくのです。

この場合、相手が共感してくれることが大切です。ちなみに男性にはこの方法は通用しません。男性は解決志向タイプが多いため、ただ話を聴いて共感するということが苦手で「こうすればいいのでは？」と、アドバイスをしたがる傾向にあります。

ただ黙って話を聴いて、ウンウンと頷いてくれるような同性の友人やご家族など、相手を選んでくださいね。

降圧習慣⑧　1日2回、朝と夜に正しく血圧を測る

ここまでご紹介した降圧ストレッチなどのセルフケア効果を実感するために、ぜひとも行っていただきたいのが1日2回、朝と夜に正しく血圧を測るということです。

測定時間や条件は、毎日同じになるように調整をすること。その上で、きちんと記録しておきましょう。薬を卒業するためには、その記録データをもって医師へ判断を仰ぐ必要があります。記入漏れすることなく、正確にメモすることが大切です。

メモをしていくと「薬を飲んでいたときは最高血圧が120だったのに、飲むのをやめたら140まで上がる」といったことが見えてきたりします。数値自体は上がっていても、それで生活に支障がないのであれば、特に問題視する必要はありません。めまいや動悸など、気になる症状がないのであれば、140があなた本来の自然な血圧なのかもしれない、と考えられるからです。その数値が「年齢＋90」の範囲内であれば、なおさらです。

正しい測定方法

座り姿勢で、左右いずれかの上腕を心臓の高さに合わせて測ります。家電メーカーでは左腕での測定をすすめますが、右腕のほうが少し高いという人もいます。気になる場合は、左右ともに測ることをおすすめします。

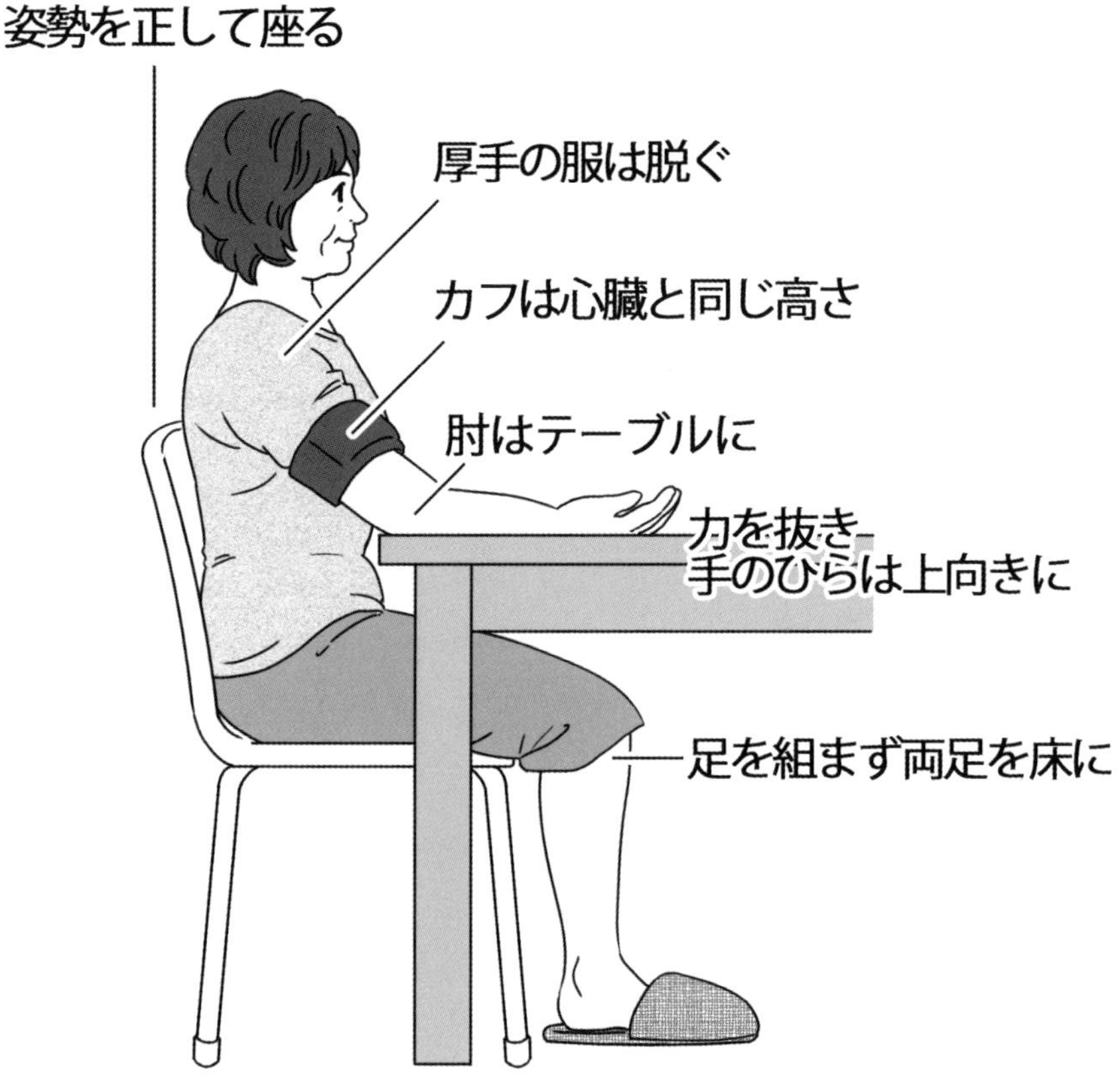

※気になる症状は特にないけれど「年齢＋90」を超える場合は、まずは降圧ストレッチと降圧ツボを1～2週間、継続してみてください。また、血圧の記録に合わせてそのときの体調や気がついたことなどをメモしておくと、効果をより実感しやすくなると思います。

測定には向かないタイミング

【 飲酒後や入浴直後 】

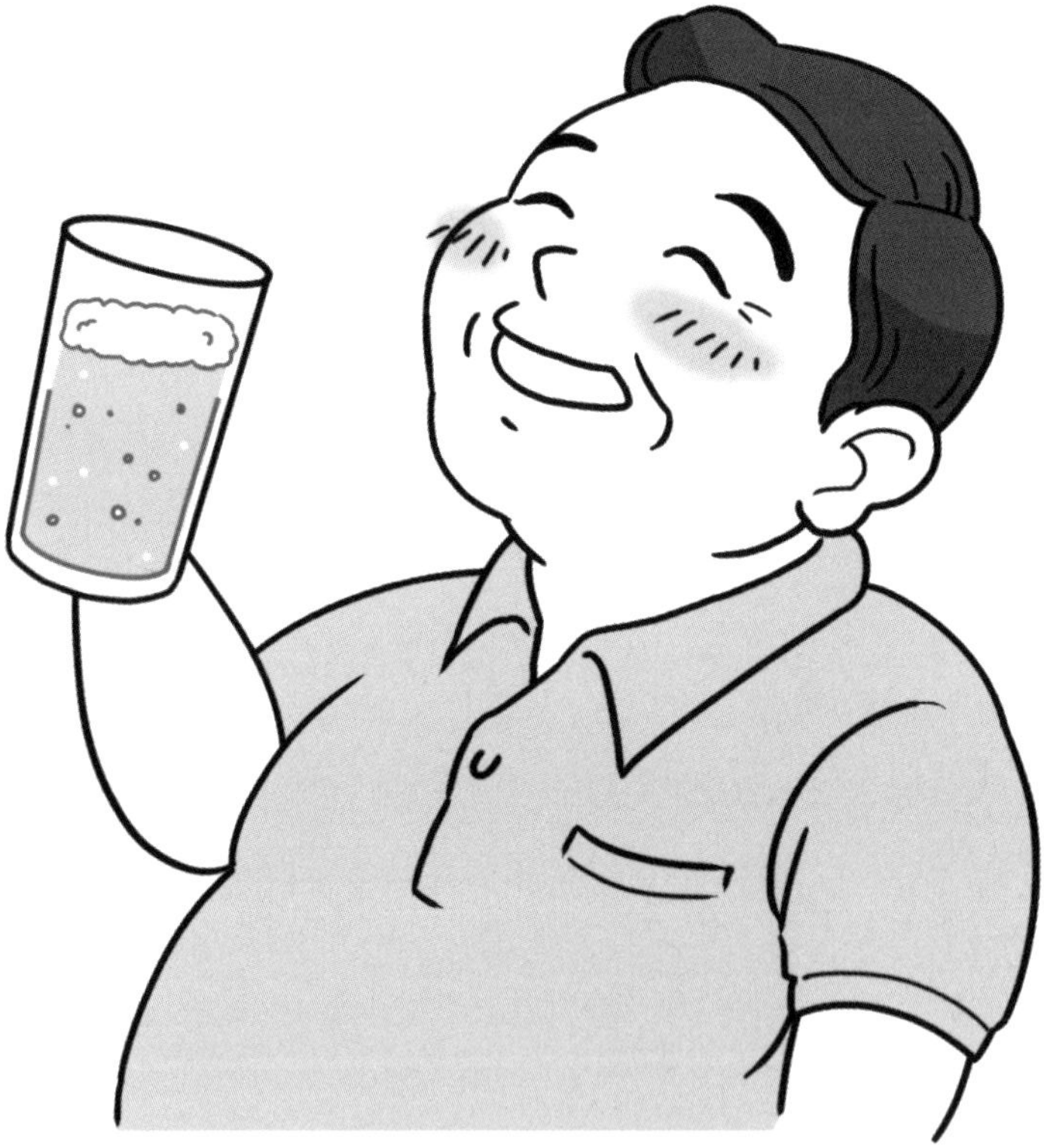

血管が拡張し、血圧が低くなり
正確な数値が出にくい

【トイレを我慢している時、外出の直前】

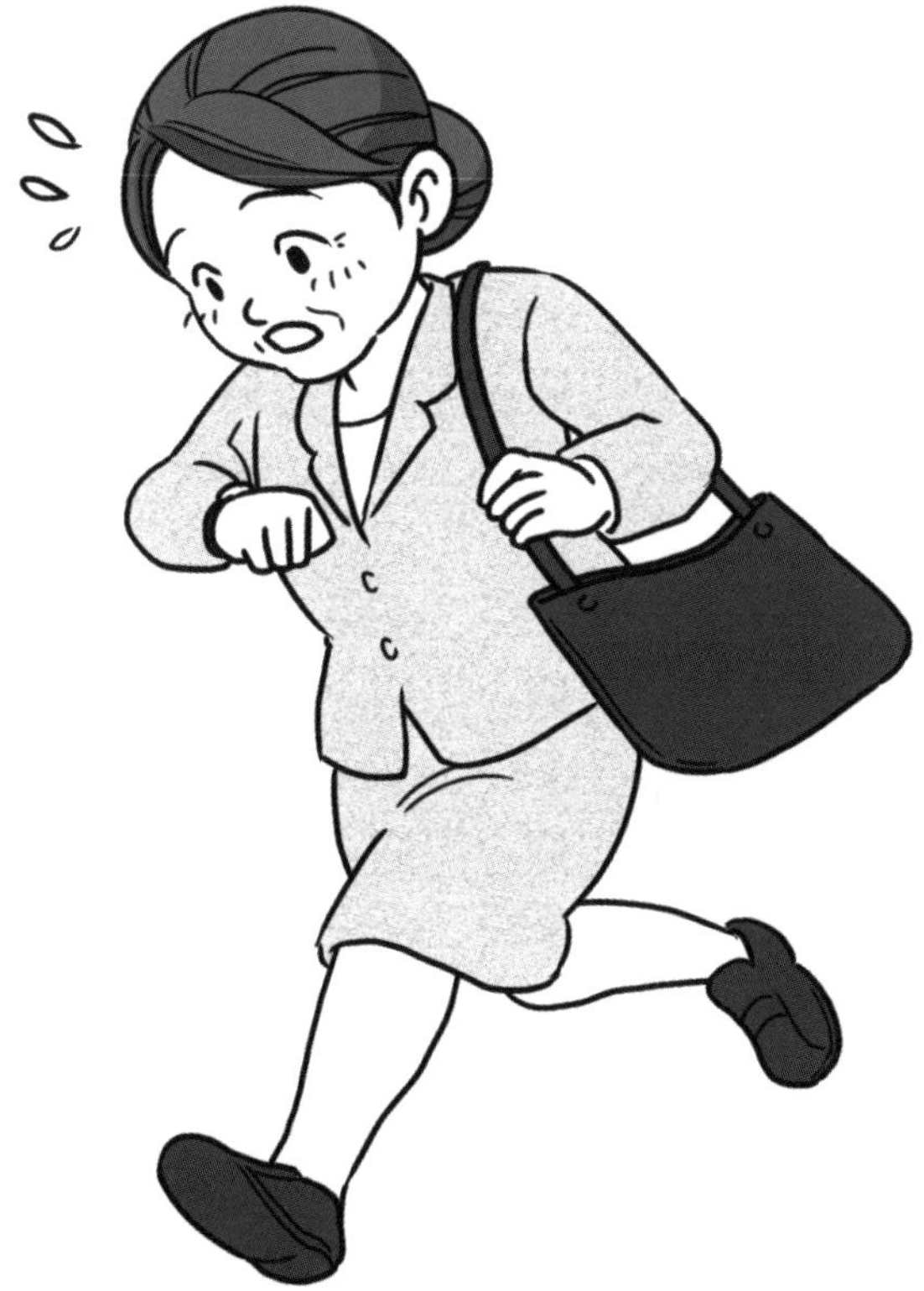

慌ただしくしているときは、心が
落ち着かず血圧が上がりやすい

血圧を正しく測るために、心も体もリラックスした状態で
測定するよう心がけましょう。

おわりに

最後までお読みいただき、ありがとうございました。

本書では、高血圧を根本改善する降圧ストレッチを中心に、血圧を落ち着かせるための方法を紹介してきました。ひととおり読み終えた今、皆さんの血圧に対する誤認識は改善され、きっと「私も降圧剤を卒業したい」という思いが芽生え始めていることと思います。

薬を飲み続けている人の体が健康かというと、そうではありません。薬の役割は「症状を抑える」ことであり、病気を治すことではないからです。薬が必要なくなるまでは健康とは言えないのです。

しかし、「注意が必要な高血圧のパターン」でも触れましたが、何も特別なことはしていないのに血圧が急激に上がってしまった……というときには、ぜひ薬の力を頼ってください。

めまいが続く、立ちくらみがひどい、動悸や息切れが気になる。そのような場合も、できるだけ早くかかりつけ医に相談をしてください。

ただし、一つだけ覚えておいてください。

病院に行く目的は「病気を治すため」であるということです。

高血圧そのものは、病気ではありません。血圧が高くなった、という体の状態に過ぎないのです。問題なのは、その裏に重篤な病気に発展する危険性があるかどうかということ。血圧を薬で下げたからといって「今後重篤な病気にかからない」というわけではありません。

なぜ、血圧が上がってしまったのか。

なぜ、血圧が下がらなくなってしまったのか。

なぜ、めまいなどの症状が出ているのか。

病院に行く目的は、その原因を探り当て、治療すること以外にないのです。

薬に頼る生活にサヨナラを告げた皆さんの笑顔を見ていると、薬学という専門医療をやってきて本当に良かったなと思います。人生はまだまだ、これから。いくつになっても、未来には可能性しかないのだな、と感じさせられるからです。

自分の体は、自分で治す。

降圧ストレッチで運動習慣を取り戻し、自然治癒力を高めたら、薬に頼らず、自分自身の力で生きていく幸福感を、ぜひ味わってください。

実現のカギは、なんといっても習慣化にあります。何か新しいことを習慣として身につけるのには、モチベーション（動機づけ）が必須です。

「薬を卒業する」以外に、自分だけの大きな目標を定めましょう。きっとそれは、のちにあなたの人生の目標となるはずです。

内容はなんだって構いません。もしも目標が見つからない、自分には趣味がない、とお嘆きならば、これを機会に吹奏楽を始めてみるのはいかがでしょうか。楽器の演奏には、体力を必要とします。運動を続ける動機にもなりますし、肺が鍛えられるので降圧効果も期待できる。まさに、一石二鳥です。

続けるうちに、必ずうまくなりたいという願望も出てくるでしょう。発表会やコンクールに参加するともなれば、目標も出てきます。

目標があると、人は頑張ることができます。

いつの時代も、頑張る人はとても美しいもの。

それは老若男女も問わない、万国共通の概念です。

人生100年時代と言われている昨今、「もう歳だから」などと言ってうつむき加減で生きていることほど野暮なことはありません。いくつになっても、できることはたくさんあります。

変化を求めて行動することに、遅いことなんて何一つないのですから。

2018年1月

加藤雅俊

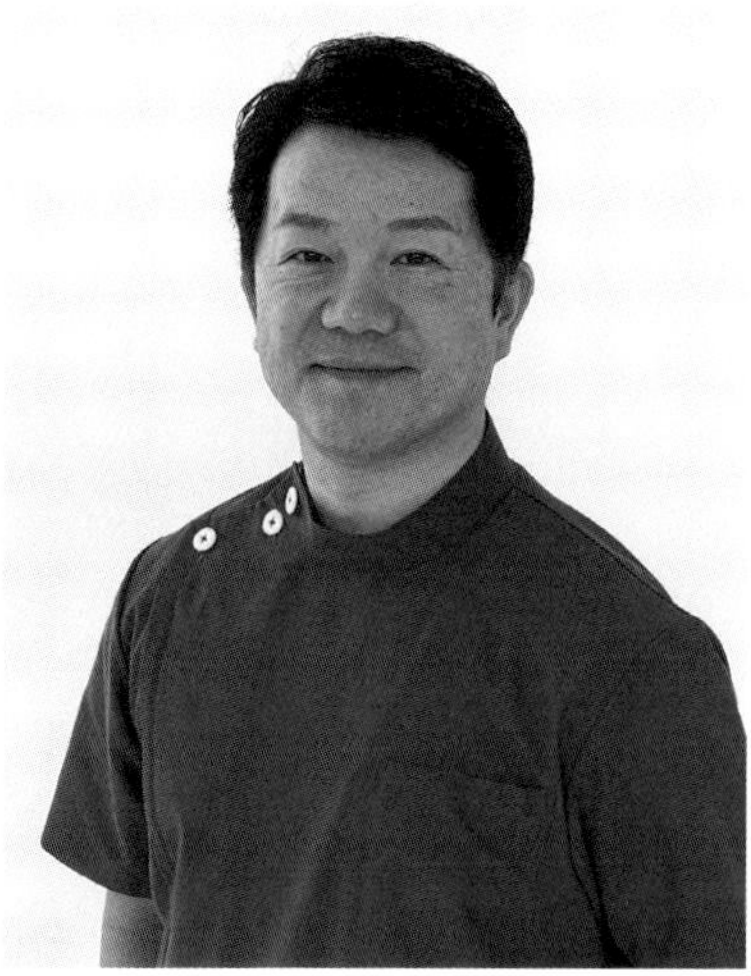

加藤雅俊（かとう・まさとし）

薬剤師
体内環境師®
薬学予防医療家
ミッツ・エンタープライズ（株）代表取締役社長
JHT日本ホリスティックセラピー協会会長
JHT日本ホリスティックセラピストアカデミー校長

大学卒業後、ロシュ・ダイアグノスティックス株式会社に入社。研究所（現在:中外製薬研究所）にて、血液関連の開発研究に携わる。プロダクトマネージャー就任後、全国の病院を見て回るなかで、医療現場の問題点に気づく。「薬に頼らずに若々しく健康でいられる方法」を食事+運動+心のケアから総合的に研究し、1995年に予防医療を目指し起業。「心と体の両方」をみるサロンやセラピスト養成のためのアカデミーを展開。独自の「食事と運動の両方をみる医学」で多くの支持を得る。現在、自ら指導する健康セミナーやストレッチ教室、講演会などを精力的に行いながら、テレビ・雑誌等にも出演。モデルや女優の体内環境のケア、プロ野球チームやアスリートのコンディショニングケアも担当する。著書に『ホントによく効くリンパとツボの本』（日本文芸社）、『Dr.クロワッサン 新装版 リンパストレッチで不調を治す!』（マガジンハウス）、『薬に頼らず血圧を下げる方法』（小社）など多数。著書累計は190万部を超える。

JHT日本ホリスティックセラピストアカデミー／加藤雅俊による血圧相談室
http://www.jht-ac.com/

アチーブメント出版

[twitter] **@achibook**

[facebook] **http://www.facebook.com/achibook**

[Instagram] **@achievementpublishing**

誰でもラクにできる! 降圧ストレッチ

2018年(平成30年)2月3日　第1刷発行
2018年(平成30年)3月26日　第3刷発行

著者　加藤雅俊
発行者　青木仁志
アチーブメント出版株式会社
〒141-0031 東京都品川区西五反田2-19-2
荒久ビル4F
TEL 03-5719-5503／FAX 03-5719-5513
http://www.achibook.co.jp

装丁　轡田昭彦＋坪井朋子
本文デザイン　田中俊輔(PAGES)
撮影　井坂英彰
ヘアメイク　佐藤美香
モデル　池田世(プレステージ)
衣装協力(本文)　アディダスジャパン　☎0570-033-033
イラスト　山田奈穂
編集協力　鈴木彩乃
校正　株式会社ぷれす
印刷・製本　株式会社光邦

ISBN978-4-86643-017-1